# 臨床研究の羅針盤

## 迷わないための実践ガイド

編著

［琉球大学教授］
植田 真一郎

［千葉大学教授］
花岡 英紀

［東北大学教授］
山口 拓洋

Kinpodo

# 執筆者一覧


## ■編著

植田真一郎　琉球大学大学院医学研究科臨床薬理学講座 教授／
琉球大学病院臨床研究支援センター センター長／
琉球大学病院臨床研究教育管理センター センター長

花岡英紀　千葉大学医学部附属病院臨床試験部 教授

山口拓洋　東北大学大学院医学系研究科医学統計学分野 教授／
東北大学病院臨床試験データセンター データセンター長

## ■編集補助

池原由美　琉球大学病院臨床研究教育管理センター 特命講師

## ■執筆（五十音順）

旭川医科大学病院
愛媛大学医学部附属病院
大分大学
大阪大学医学部附属病院
大阪大学歯学部附属病院
岡山大学病院
香川大学医学部附属病院
鹿児島大学病院
金沢大学附属病院
岐阜大学医学部附属病院
九州大学病院
京都大学医学部附属病院
熊本大学医学部附属病院
群馬大学医学部附属病院
高知大学医学部附属病院
神戸大学医学部附属病院
佐賀大学医学部附属病院
滋賀医科大学医学部附属病院
鳥取大学医学部附属病院
信州大学医学部附属病院
千葉大学医学部附属病院
筑波大学附属病院
東京科学大学病院
東京大学医学部附属病院
東京大学医科学研究所附属病院
東北大学病院
徳島大学病院
鳥取大学医学部附属病院
富山大学附属病院
長崎大学病院
名古屋大学医学部附属病院
新潟大学医歯学総合病院
弘前大学医学部附属病院
広島大学病院
福井大学医学部附属病院
北海道大学病院
三重大学医学部附属病院
宮崎大学医学部附属病院
山梨大学医学部附属病院
琉球大学病院

# 序文

本書は国立大学病院臨床研究推進会議のTG3のメンバーが中心になり、大学病院、基幹病院などで少なくとも特定臨床研究レベルの臨床試験を実施することを目的に作成された。各大学のTG3メンバーが担当箇所を記載し、TG3の花岡（千葉大学）、山口、植田が編集し、池原が編集補佐を担当し、この間幾度となく規制が改正され、ようやくここに完成した。

臨床研究法はさらに次なる改正の時期を迎えているが、臨床研究の本質は変わらない。法のもとに研究を実施することには批判もあり、実際研究者主導臨床試験は激減している。これまで研究者の自律的な運営を信頼しても歴史的に失敗が多いことを踏まえ、法施行を奇貨として質の高い研究をアウトプットすべきであると考える。そのような理念から本書を作成した。また2024年から医師の働き方改革が始まり、研究に専念できる時間はますます減少してくる。これまでも十分だったとは言えないし、今後はさらに厳しい状況になると思われるが、そんな時に研究者を諦めさせず、伴走する支援者、研究者の何方に向かえば良いか、の大まかな地図として活用していただければ嬉しく思う。最後にTG3のメンバーと粘り強く原稿作成、校正、編集に取り組んでいただいた金芳堂の一堂様に深謝いたします。

2024年7月

編著者代表　　植田真一郎

# 目次



## フェーズⅠ　立ち上げ



## フェーズⅡ　計画

## フェーズⅢ 実行・管理



## フェーズⅣ 終結

# 1 オーバービュー<br>誰のための臨床試験か

2020年1月に国内第一例が確認されたCOVID-19はその後猖獗（しょうけつ）を極め、世界中でこれを何とかしようと多くの臨床試験が実施された。残念ながら必ずしも質の高いものばかりではない。

いわゆる臨床試験の質、品質とはその工程に誤りがないことに重きが置かれている節がある。もちろん間違いだらけではどうしようもないが、COVID-19での臨床試験を見ていると、研究によってはそのような側面はそれなりに担保されていても、肝心の「誰の、何をどうしようとしているのか？」がよくわからないものも散見される。

現時点でCOVID-19の患者に最も貢献した研究は英国で行われたRECOVERY試験であろう。非盲検試験であり、日本の厳しいモニタリング担当者や監査担当者から見るといろいろあるかもしれない。しかし、とにかく現在使用できる薬剤でCOVID-19で亡くなる患者を減らしたい、そのためにはどのようなデザインの試験がどの規模で、どのような実施体制で必要かを明確にして実施された試験である。

解析終了から使用可能になるまでも早く（その日の午後！）、まさに誰の、何のための臨床試験か？　という強力なコンセプトに沿って行われた。これは極端な例であり、通常企業治験ではないpragmatic trialだけで有効性を証明することは簡単ではないが、ウイルスのクリアランスや熱が下がる等ではなく、誰がどう見ても有効というわかりやすい結果を示した。

臨床試験のみならずデータベース解析等も含めた臨床研究の目的は、より良い方向にPracticeを変えることである。そこから研究のデザインは出発する。逆ではない。「承認」そのものよりも「有効で安全」を示すことにある。また無効、有害であればそれを示すことは当然大きな意味がある。レムデシビルは残念ながら高濃度酸素投与を必要とする患者では予後を改善しなかったが、これも臨床研究では進歩である。

複雑な診療の現場においてPracticeを変えるための臨床研究を適切に実施するには絶対にスキルが必要である。そのために、本書を企画した。

記載されているのは専門家による標準的な事項であり、いわゆるプロジェクトマネジメントの視点から実務を中心に作成されている。研究者にとっては煩雑、面倒なことも多いが、研究の目的、予算、逼迫（ひっぱく）度等によってこれらは変わってくることもある。また、研究を実現するためにはトレードオフが必要になることもある。本書は研究を計画、実施する各段階において、研究をうまく管理、進捗させ、研究者の目的を達成するために貢献できると考える。

# I

## 立ち上げ

# 2 プロトコルの骨子作成

キーワード クリニカルクエスチョン、リサーチクエスチョン、PICO、FINER、CONSORT 声明、SPIRIT 声明、STROBE 声明

重要ポイント

1. 日常臨床で生じるクリニカルクエスチョンをリサーチクエスチョンとして定型化することが臨床研究の第一歩であり、プロトコル骨子作成段階が臨床試験の成否を握ると言っても過言ではない。定型化に必要な PICO を慎重に検討し、FINER の観点からリサーチクエスチョンをさらに具体化することが重要である。
2. 完成したリサーチクエスチョンをもとに臨床試験を実施するためには、研究目的、研究デザイン、対象集団、症例数、エンドポイントを具体化・明確化することが次のステップとなる。リサーチクエスチョンに適合した研究目的の設定、研究目的を達成するために必要な研究デザイン、対象集団、症例数、エンドポイントを十分に検討することが必要である。この段階から生物統計家と連携を図ることも重要である。
3. 臨床試験を報告する際の質を担保するために CONSORT 声明、SPIRIT 声明、STROBE 声明等、複数のチェックリストが公表されている。試験デザインに応じて適切なチェックリストを選択し、必要な情報が十分に記載されているかを確認することはプロトコル骨子作成の段階でも必要なことである。質の高いプロトコルからのみ質の高いエビデンスが得られることを忘れてはならない。

## 1 はじめに

すべての医療行為は、患者にとって最良の結果をもたらすための医学的判断に基づいて選択される。従来は生理学的な理論や知識が重要視され、その知識が及ばない領域は専門家の権威や個人的経験が補完してきた。そのため国・地域・治療者によって治療法も異なる等、統一されてはいなかった。

しかし、近年医学情報の電子データベース化や、疫学・統計手法の進歩による、より公正・客観的な研究デザインが開発され、治療法等の選択となる根拠は「EBM（Evidence-based Medicine）：正しい方法論に基づいた観察や実験に求めるべきである」という考え方が 1990 年代に確立した[1)]。

臨床研究は、EBM を実践する上で十分なエビデンスがその時点で存在しておらず、そのテーマが臨床上重要であり、倫理上問題がない際に、エビデンスを自ら形成する手法の一つである。EBM の浸透とともに、臨床研究の手法についても認知されて広く行われ、医学の発展に大きく寄与してきた。

しかしながらその高まりとともに、2010年代中盤には臨床研究に関する不正問題が相次いで発覚した。そのため、「人を対象とする生命科学・医学系研究に関する倫理指針」、ついで臨床研究法が制定され、現在では「人を対象とする生命科学・医学系研究に関する倫理指針」が施行され、臨床試験の品質を担保することが重要視されている。

臨床試験の品質を担保するためには、様々な方略や規制も挙げられるが、ここではプロトコルの骨子作成について述べたい。プロトコルとは、臨床試験を開始する前に研究計画の実施について作成されるものであるが、十分に優れたプロトコル（well-designed protocol）を作成することは、その後の実際の計画遂行・資金獲得・データ処理・解析・論文化等にとって極めて重要である。プロトコル作成時から試験成績をどのようにまとめ論文に使用するか等、「42　論文公表」を参考に関係者と協議しておくことが重要である。

また、研究に無理を来さないプロトコルにすることで、不正が生じる余地を抑えることができる可能性がある。そのため、プロトコル骨子作成の時点で臨床試験の成否が決まると言っても過言ではない。

## 2 リサーチクエスチョン

### 2.1 クリニカルクエスチョン

クリニカルクエスチョンとは、日常臨床を行う際に生じる疑問のことである。例えば、糖尿病の日常診療においては、血糖値の上下に患者とともに一喜一憂することに追われることも多い。しかし、そもそもは合併症、特に細小血管合併症（網膜症・腎症・神経障害）及び動脈硬化性疾患（冠動脈疾患・脳血管障害・末梢動脈疾患）の発症や進展を阻止することで、健康な人と変わらない日常生活の質を維持し、健康な人と変わらない寿命を確保することとされている[2)]。

ここで例えば、糖尿病治療薬の中でも種類によって動脈硬化の進み方に違いが出て経過が違うのか？　と疑問が生まれると、それは立派なクリニカルクエスチョンとなりうる。ただし、臨床研究に対するすべてはクリニカルクエスチョンから始まるために非常に重要だが、多くの場合は曖昧かつ大雑把であり、そのまま臨床研究が始められるわけではない。

## 2.2 PICO

次のステップとして、クリニカルクエスチョンからどのような情報が必要か問題点を抽出し、単純・客観化かつその後の研究によって回答できる定型文にする工程が必要となる。

定型化する際に頻用されるのが、① Patient（対象）：どんな患者が、② Intervention（Exposure）［介入（曝露）］：どんな介入・曝露を受けるか、③ Comparison（比較）：介入（曝露）を受けるものと比べて、④ Outcome（アウトカム）：どうなるか、という形に落とし込む作業で、頭文字を取って「PICO」や「PECO」と呼ばれる。

例えば、糖尿病合併症としての動脈硬化を扱ったクリニカルクエスチョンを当てはめてみると、

① P（対象）：糖尿病患者に対して

② I（介入）：新しい治療薬 A を用いて治療するのは

③ C（比較）：従来の治療薬 B を用いて治療するのに比べて

④ O（アウトカム）：より動脈硬化性疾患の発症・進展を予防できるか

となる。このような工程を経てクリニカルクエスチョンから定型化された質問を、リサーチクエスチョンと呼ぶ。

## 2.3 リサーチクエスチョン

リサーチクエスチョンの作成で大切なことは、その後、計画書を作成する際に解釈に迷ったり、当初の疑問からかけ離れたりしたものにならないように、曖昧さを排除するように設定することである。そのために質の良いリサーチクエスチョンに求められる基準として「FINER」がある。

FINER とは、それぞれ Feasible（実現可能性）、Interest（研究に興味を持てるか）、Novel（独創性）、Ethical（倫理性）、Relevant（必要性）の頭文字からなり、検証してみると次のようになる。

**Feasible（実現可能性）**：実際の心筋梗塞や脳梗塞の発症をアウトカムにすると、その罹患率から莫大な対象数が必要となると考えられた。また独創性も鑑みてアウトカムを、動脈硬化の初期変化を評価する機器として内皮機能の変化を見る FMD（Flow Mediated Dilation［血流依存性血管拡張反応検査］）を用いることにした。

**Interest（研究に興味を持てるか）とNovel（独創性）**：PubMedやMEDLINE、Cochrane Database of Systematic Reviews（CDSR）、医中誌等、適切なデータベースを検索することで、同じ又は類似した研究結果がすでに存在するか、又はUMIN（University hospital Medical Information Network）-CTRやClinicalTrials.gov、新しく始まったjRCT（Japan Registry of Clinical Trials、臨床研究実施計画・研究概要公開システム）等の臨床研究登録システムで、すでに似通った研究が計画・実施中かどうかを調べておくことが重要であろう。

**Ethical（倫理性）**：例えば治療薬Aがインスリン以外であった場合、そのほとんどは1型糖尿病患者への投与は適応がない。対象として1型糖尿病患者も含めて検討している場合には倫理的な問題が生じかねないため、2型糖尿病患者に限定した。

**Relevant（必要性）**：ここまでの検討を行った上でも、クエスチョンを明らかにする必要性は大きいと再確認した。

「FINER」を用いた検討等を経て、リサーチクエスチョンは下のように、さらに具体的になった。

①P（対象）：2型糖尿病患者に対して
②I（介入）：従来の治療薬Bから新しい治療薬Aに変更して治療することは
③C（比較）：従来の治療薬Bを継続して用いる場合に比べて
④O（アウトカム）：FMDを用いて評価した動脈硬化の変化に差はあるか

具体化されていればいるほど、後に研究計画書の作成する段階で、迷いなく記載できるようになる。なお、これまでの「FINER」にMeasurable（科学的に測定可能）、Modifiable（要因・介入が修正可能な、アウトカムが改善可能な）、Structured（構造化された）、Specific（具体的・明確な表現を用いて）を加えた「FIRM$^2$NESS」というさらなる具体化を促す考え方もある。参照されたい[3)]。

最近の糖尿病治療薬の臨床研究であるSGLT2阻害薬エンパグリフロジンを用いたEMPA-REGアウトカムでは、2型糖尿病で、すでに心血管イベントを発症したことのある二次予防患者に、介入としてエンパグリフロジンを投与、比較としてプラセボを置き、心血管疾患死・非致死性心筋梗塞・非致死性脳卒中発生の複合エンドポイントをアウトカムとする。ポジティブな結果で非常にインパクトのあるエビデンスだが、対象に7,028例と追跡期間中央値として3.1年を要している。自ら臨床研究を立案・遂行する際に、研究者として扱える患者数であるか、十分に検討したい一例といえる[4)]。

## 3 研究デザイン

これまでのリサーチクエスチョンの検討に続いて、リサーチクエスチョンに適合した明確な研究目的及び研究目的を達成するために必要な研究デザイン・明確な研究目標を設定して、プロトコルシノプシス（研究計画書や手順書の核となるもの）を作成する。

プロトコルシノプシスとして検討すべき内容には、以下の項目等が挙げられる。

- 研究目的
- 研究デザイン
- 対象集団（選択基準・除外基準）
- 症例数
- エンドポイント

### 3.1 研究目的

リサーチクエスチョンについて、元となった臨床的な疑問も交えて、これまでにすでに判明していること、及び未だ判明しておらず研究において明らかとしたいことを明確にしながら簡潔に記載する。

### 3.2 研究デザイン

示したいことと妥当性を勘案して、デザインを選ぶ。まずは研究者が介入をコントロールできるかによって、介入研究か観察研究かに分けられる。

介入研究のうちランダム化比較研究は、評価のバイアス（偏り）を避け、客観的に治療効果を評価することを目的とした研究試験の方法である。複数の群のうちの1つに割り付けられる並行群間比較試験と、すべての被験者が同一の２つ以上の複数の介入を受けるが、介入を受ける順序が異なるクロスオーバー試験が一般的である。

クロスオーバー試験は、並行群間比較試験に比べて少ない症例数で試験が実施可能であるが試験が長期になりやすく、比較的急峻に進行する疾患等に対しては不向きである。また先行する試験治療が次に続く試験治療期間に影響を及ぼす「持ち越し効果」が生じる可能性がある。さらに、被験者が途中で試験から外れた場合に、解析とその結果の解釈が複雑になる。

他にバイアスを避ける方法として盲検が頻用される。被験者、試験を実施する医療者側いずれもが割りつけられた治療内容を知らない形で進められる二重盲検と、どちらか一方に知らされない単盲検が使用されるが、一般的には前者が患者のプラセボ効果と観察者バイアス双方の影響を防ぐことができ、質が高い。

また、単群に対する単一介入や、割付が無作為でない非ランダム化比較研究等もあるが、一般的にはランダム化比較試験よりもエビデンスレベルが低いとされている。

探索的試験を計画する場合には安全性の確認を目的とする試験か、有効性の予備的検討を目的とする試験か等、臨床試験の目的と位置づけを十分に考慮する必要がある。その際には、ヒトでの安全性の情報や有効性に関する情報がどの程度得られているかを検討した上で試験デザインに反映させることが望ましい。

観察研究は、比較対象の有無によって「分析疫学研究」と「記述的研究」に分類される。前者には、コホート研究（Cohort study）やケースコントロール・症例対照研究（Case-control study）が含まれる。

- **コホート研究（Cohort study）**：研究対象となるアウトカムの発症していない集団を、ある要因に曝露した集団と曝露していない集団に分けて一定期間追跡し、アウトカムの発生率を比較することで、要因とアウトカムの因果関係を調べる研究。
- **ケースコントロール・症例対照研究（Case-control study）**：アウトカムに罹患した集団とそうでない集団に分けて、研究対象要因に曝露しているかどうかを調べることにより、要因とアウトカムの因果関係を調べる研究。

上記のような糖尿病患者向けの研究では、2型糖尿病は比較的疾患頻度が高く十分な症例数を集めることができ、糖尿病治療薬A・Bともに選択された場合の治療法として許容できるものであることから、対照を設定し並行群間比較試験を採用した。ただし糖尿病治療薬A・Bともに、すでに市販されていた薬剤を使用したために、被験者、試験を実施する医療者側双方にどちらの治療法が当たったのかがわかってしまい、盲検とはならなかった。

薬剤投与等、介入の計画及び調整については、検討・比較したい投与量と間隔に従って設定されるべきであるが、特に安全性が十分に担保されていない場合や、薬剤の性質上、漸増せざるを得ないもの、介入が十分である範囲に到達又は危険を回避させるために薬剤の調節及び間隔の変更を考慮する計画を必要であれば決めておく。

例えば糖尿病治療薬であれば、外来受診時の空腹採血や、簡易血糖測定器で測定した血糖値が定めた範囲に入るように投与量を増減させたり、低血糖が疑われる場合には減量・休薬指示を盛り込んだりすることもある。

なお未承認薬や、承認されていても適応外の用量・頻度の使用については、臨床研究法において特定臨床研究と定められており、注意を払いその指示に従う必要がある。

### 3.3　対象集団（選択基準・除外基準）

対象集団の選択は試験結果を左右する重要なポイントである。対象疾患の年齢構成等の疫学的背景やガイドライン等も考慮し、主要エンドポイントや副次エンドポイントを評価するために適切な対象集団となっているかを十分に検討すべきである。

理論上は臨床研究として適切かつ意義のある対象集団であっても、実存する対象集団が豊富でない場合には症例集積に難航し、予定症例数を確保するために試験が長期化され、臨床試験の陳腐化を招く危険性がある。

また対象の再設定やプロトコルの改変を余儀なくされ、最悪の場合症例集積途中で試験を終了せざるを得ない状況も発生しかねない。事前にカルテスクリーニング等を実施し、対象となる症例が実際にどの程度見込めるかをあらかじめ詳細に確認しておいた上で、慎重に設定する。

対象集団の設定は得られた結果を一般化できるかにも大きく影響する。限定的な集団を設定したためにリアルワールドで普遍化することができず、実臨床にインパクトを与えなくなるケースもあり得るので注意が必要である。

### 3.4 目標症例数

倫理的観点及び研究に伴う作業量の両面から、組み入れる対象は必要最低限とするべきである。しかし、対象者が少なすぎると実際には臨床的に意義のある効果が存在する場合でも、統計学的有意性を検出できない可能性が高くなる。そこで、事前に目標症例数を設定しておくことが不可欠である。

目安となるサンプルサイズは効果量と検出力、有意水準から算出でき、第III相試験等の検証的試験の場合は効果量は2群の治療効果の差から検出力と有意水準は前者を0.8〜0.9、後者を0.05とすることが頻用されているが[5)]、詳細は統計学の書籍等を参照されたい。サンプルサイズの計算には、有用なサイトやアプリケーションが存在する[A)]。また生物統計家へのコンサルトができれば、なお良いだろう。

さらに、論文化の際にいくら副次エンドポイントに光るものがあっても主要エンドポイントに有意差がついていない場合、統計的多重性の観点から、査読者によってはまったく省みずにリジェクトされてしまう場合がある。しかし、主要エンドポイントを複数設定する場合、有意水準の補正が必要となり必要サンプルサイズは増大する。主要エンドポイントの選択とともに、十分な検出力を持つよう目標症例数の設定には注意を払いたい。

また非劣性試験の場合には、前項の算出根拠項目に加えて非劣性マージン等を加えたり検定方法を変更したりする必要があり、想定される治療効果の差が小さいことから一般的には目標症例数が多くなる傾向がある。

### 3.5 エンドポイント

エンドポイントは研究の根幹となる主要エンドポイント（多くの場合1つのみ）とそれ以外に示したい諸項目としての副次エンドポイントに分けられる。また、イベントが実際発生することを見るハードエンドポイントと代理のサロゲートマーカー等を用いて評価するソフトエンドポイントという区分でも分ける。上記研究では初期の動脈硬化の変化を見ることが主要エンドポイントとなり、関係すると考えられる血糖や血圧、脂質のコントロールも評価したい場合には、それらが副次エンドポイントとなりうる。

動脈硬化の変化を評価する場合、ハードエンドポイントであれば実際の脳梗塞の出現等を設定すべきだが、前述したように罹患率や評価できるまでの年月、費用等を考慮すべきである。そのため、FMDというサロゲートマーカーを用いて、その優越性を評価することを主要エンドポイントとした。

## 4 プロトコル骨子のチェック

でき上がったプロトコル骨子を優れた実施計画書としなければいけない。プロトコル骨子の作成後は、きちんと示したい内容に沿っているか、質が担保できているか、チェックリストを活用して検証を行う。

CONSORT（Consolidated Standards of Reporting Trial、臨床試験報告に関する統合基準）声明は、ランダム化比較試験の報告の質の向上について記載された基準であり，論文とともにチェックリストを提出し、フローチャートをFigureとして掲載することが義務付けられるようになってきている[B)]。

臨床試験プロトコルの最小限の内容に関するガイドラインとしては、SPIRIT（Standard Protocol Items: Recommendations for Interventional Trials）声明2013が発表されている[C)]。この声明では33項目にわたるチェックリストが提供されており、プロトコル骨子からプロトコルを作成する際に何を計画したかを詳細に記載することが可能となる。これにより、プロトコルの透明性と完全性を高めることにつながる。

また、STROBE（Strengthing the Reporting of Observational Studies in Epidemiology）声明（観察的疫学研究報告の質改善のための声明）は、ランダム化が行われていない場合や単群のみの場合等、探索的検討を目的とした臨床試験において有用である[D)]。

### 【参考文献】


1) Guyatt G, et al. Evidence-based medicine. A new approach to teaching the practice of medicine. JAMA 1992; 268: 2420-2425.
2) 日本糖尿学会編著．糖尿病治療ガイド 2016-2017．文光堂，2016
3) 福原俊一．臨床研究の道標，健康医療評価研究機構，2013
4) Zinman B, et al. Empagliflozin, Cardiovascular Outcomes, and Mortality in Type 2 Diabetes. N Engl J Med 2015; 373: 2117-2128.
5) Cohen J. Statistical power analysis for the behavioral sciences (2nd ed). Hillsdale, NJ: Lawrence Erlbaum. 1988


### 【利用可能なサイト・ツール】


A) https://www.psychologie.hhu.de/arbeitsgruppen/allgemeine-psychologie-und-arbeitspsychologie/gpower
B) https://www.equator-network.org/
C) 薬理と治療 2017; 45: 1895-1904.
英語版 Ann Intern Med 2013; 158: 200-207.
D) https://www.strobe-statement.org/fileadmin/Strobe/uploads/translations/STROBE-Exp-JAPANESE.pdf

1

COLUMN

## 臨床研究の計画に求められる科学性 Novel と Ethical と FACT

臨床研究の計画書を査読する際に、背景情報の企画が乏しい計画書が散見される。実際に、計画にあたって十分な事実（FACT）を検討する必要がある。

具体的には、対象となる疾患の情報（どのような原因やメカニズムで発病するのか、日本での患者数）や治療方法とその限界について客観的な事実を示す必要がある。特に、現在使用可能な治療方法を示すことは、新しく実施する臨床研究の科学性のみならず、倫理性の観点からも不可欠である。

新しい医薬品等を用いた臨床研究や、既存の医薬品等を今まで用いられたことのない疾患を対象に臨床研究を行うためには、十分な基礎的検討が必要である。新薬を適応の違う疾患に試してみたいという発想を持つ者が時折いるが、果して科学的な検討はされているのか、「作用機序」の検討は十分されているのか等の疑問に、研究者は回答する義務がある。また、すでに臨床研究が実施されたが、ネガティブデータのため開発が止まった可能性もある。

「科学性なくして倫理性なし」とは臨床研究の原則であるが、臨床研究を行う者は、それぞれの研究において科学的検討がどこまで必要か、規則上のルールを含めて理解しておく必要がある。

経験上、医師主導治験の予算の獲得にはこのような理論武装が基本的原則となる。

# 3 適用規制の確認

キーワード 薬機法、再生医療安全性確保法、臨床研究法、倫理指針

**重要ポイント**

1. 臨床研究が、医薬品・医療機器・再生医療等製品等「製品」の製造・輸入販売承認を得ることを目的とする場合は、治験として実施する。
2. 治験にあたらない場合、どの規制下の試験となるかを検討する必要がある。再生医療技術に関する研究であるか、あるいは、医薬品等の有効性・安全性を調べる研究であるか、それ以外の研究（手術・手技に関する研究、観察研究等）であるかを判断する必要がある。
3. 前述の臨床研究の内容によって「再生医療等の安全の確保等に関する法律（再生医療安全性確保法）」「臨床研究法」「人を対象とする生命科学・医学系研究に関する倫理指針（倫理指針）」のいずれかに従って行う。
4. 法律については、施行令、施行規則等を含めて参照する。

## 1 はじめに

臨床研究は、日常臨床における診療情報や試料の収集により得られた情報を利用する観察研究から侵襲・介入を伴う臨床試験まで、様々な内容を包含している。実際に臨床研究の計画・実施にあたっては、その内容に基づき、治験、再生医療技術に関する研究、医薬品等の有効性・安全性を調べる研究、それ以外の研究のいずれに該当するかを判断し、適用される規制を確認する。臨床試験の準備並びに実施において求められる内容は、適用規制によって異なることに注意が必要である。

## 2 治験

治験における適用規制は「医薬品、医療機器等の品質、有効性及び安全性の確保等に関する法律（薬機法）」である。一般に法律はそれぞれ独自に施行令、施行規則等の政令、省令をもって実施の基準を定めており、薬機法では取り扱う「物」（医薬品、医療機器、再生医療等製品）ごとに、臨床試験の実施の基準に関する省令（いわゆる省令 GCP）が存在する。

薬機法は、製造販売承認の規制を出発点として、製品の品質、有効性及び安全性を確保するために必要な臨床試験の科学的な質及び成績の信頼性を保

持することを目的としている。

## 3 再生医療に関する臨床研究

再生医療に関する臨床研究における適用規制は「再生医療等の安全の確保等に関する法律（再生医療安全性確保法）」である。ただし、既承認の再生医療等の製品を添付文書に記載された効能・効果、用法・用量の通りに使用する場合を除く。薬機法では医療行為の開発は対象としないことを踏まえ、再生医療において医療行為の開発のための臨床研究を規制すること等を目的とする法令である。

再生医療安全性確保法の下、すべての再生医療の提供について、被験者の生命・健康に対するリスクに応じて第一種（iPS 細胞、ES 細胞、他家移植の体性幹細胞等）、第二種（自家移植の体性幹細胞等）、第三種（体細胞加工物等）の再生医療へ分類した上で、区分に応じて特定認定再生医療等委員会、認定再生医療等委員会へ再生医療等提供計画を提出し審査を受けなければならない。なお、従来は法的な位置づけが不明確であった細胞培養加工施設について再生医療安全性確保法では基準が設けられ、医療機関に限定されていた細胞培養加工について外部委託が可能となった。

## 4 医薬品等の有効性・安全性を調べる臨床研究

医薬品、医療機器、再生医療等製品の有効性・安全性を調べる臨床研究における適用規制は「臨床研究法」である。なお、下記に該当する臨床研究は適用対象外となる。

- 治験
- 医薬品、医療機器、再生医療等製品の製造販売後調査等
- 医療機器の認証に係る基準適合性に関する情報の収集のために行う試験
- 観察研究

また、再生医療に関する臨床研究において未承認・適応外の再生医療等製品を用いる場合は、再生医療安全性確保法の対象となることから臨床研究法

の第２章（臨床研究の実施）の規定は適用されないものの、第４章（臨床研究に関する資金等の提供）は適用される。

### 4.1　特定臨床研究、特定臨床研究以外の臨床研究

臨床研究法で定義する「臨床研究（医薬品等を人に対して用いることにより、当該医薬品等の有効性又は安全性を明らかにする研究）」において、以下のいずれかに該当する場合は、特定臨床研究として臨床研究法の実施基準（モニタリング・監査の実施、利益相反の管理等）を遵守する等の義務が課せられる。

- 未承認又は適応外の医薬品等を用いる臨床研究
- 製薬企業等から資金提供を受けて実施する、医薬品等の臨床研究

上記に該当しない場合は、特定臨床研究以外の臨床研究として、臨床研究法により実施するよう努めることが求められる（努力義務）。

### 4.2　認定臨床研究審査委員会（CRB）

臨床研究法により実施する臨床研究では、多施設共同研究の場合であっても、厚生労働大臣の認定を受けた認定臨床研究審査委員会が一括審査を行い、承認後に各参加医療機関の長から実施許可を得る。また、臨床研究に起因すると疑われる疾病等が発生した場合、認定臨床研究審査委員会に報告して意見を聴く。臨床研究法においてこうした「中央一括審査」方式が採用されたことは、原則として施設ごとの倫理委員会における審議を経る必要があった従来の方式と比べて画期的な利点となっている。

なお、特定臨床研究では認定臨床研究審査委員会の審査後に厚生労働大臣への報告が義務付けられている項目が存在することに、注意が必要である。

## 5　それ以外の臨床研究

上述したいずれの法令も適用されない臨床研究については、行政規則（文部科学省・厚生労働省告示）である「人を対象とする生命科学・医学系研究に関する倫理指針（生命科学・医学系指針）」に従って実施することが求め

られる。

具体的な例としては、

- 手術・手技に関する介入研究
- 観察研究

等が含まれる。

なお、いわゆる「サプリメント」等、食品として販売されている物であっても、これを患者等に投与することにより、疾病の治療等に対する有効性や安全性を評価することを目的とした研究は、未承認の医薬品を用いた臨床研究として法令による規制を受ける可能性があることに留意すべきである。適用規定に基づく臨床研究の区分と実施基準について**表 3-1** に示す。

**【利用可能なサイト・ツール】**

- 厚生労働省法令等データベースサービス
  https://www.mhlw.go.jp/hourei/
- 厚生労働省 再生医療について
  https://www.mhlw.go.jp/stf/seisakunitsuite/bunya/kenkou_iryou/iryou/saisei_iryou/index.html
- ICR 臨床研究入門 規制ガイドライン
  https://www.icrweb.jp/mod/page/view.php?id=7

**表 3-1** 適用規制に基づく、臨床研究の区分と実施基準（2019 年 4 月 1 日現在）

| 臨床研究の名称 | 治験 | 研究として行う再生医療の実施 | 特定臨床研究 | 臨床研究 | 観察研究 |
|---|---|---|---|---|---|
| 適用される法律 | 医薬品、医療機器等の品質、有効性及び安全性の確保に関する法律（薬機法） | 再生医療等の安全性の確保等に関する法律（再生医療安全性確保法） | 臨床研究法 | | なし |
| 臨床研究の実施の基準 | 薬機法施行規則並びに省令 GCP（医薬品、医療機器、再生医療等製品） | 再生医療安全性確保法施行規則（平成 26 年厚生労働省令第 110 号） | 臨床研究法施行規則（平成 30 年厚生労働省令第 17 号） | 臨床研究法施行規則（努力義務） | 人を対象とする生命科学・医学系研究に関する倫理指針 |
| 情報公開 | jRCT（Japan Registry of Clinical Trials）への登録（国内での重複登録不可） | | | jRCT（Japan Registry of Clinical Trials）又は、データベース（国立大学病院長会議、日本医薬情報センター、日本医師会）のいずれか | |
| 利益相反管理 | 不要 | 利益相反管理計画作成 | 利益相反管理計画作成 | 利益相反管理計画作成（努力義務） | なし |
| 審査委員会の名称 | 治験審査委員会（IRB） | 特定認定再生医療等委員会 | 認定臨床研究審査委員会（CRB） | 認定臨床研究審査委員会 | 実施施設の倫理審査委員会 |
| 実施施設の研究責任者 | 治験責任医師 | 実施施設の管理者（病院長）（実施責任者ではない） | 研究責任医師 | 研究責任医師 | 研究責任者 |
| 多施設共同試験の代表者 | 治験調整医師 | 代表管理者（実施責任者の代表であった総括責任者は H31.3.31 廃止） | 研究代表医師 | 研究代表医師 | 研究代表者 |
| 厚生労働大臣へ提出する研究計画書等：名称 | 治験届（治験計画書） | 再生医療等提供計画（研究計画書） | 実施計画（研究計画書） | 実施計画（研究計画書） | — |
| 厚生労働大臣へ提出する研究計画書等：提出先 | PMDA | 厚生局 | 厚生局 | 厚生局 | — |
| 厚生労働大臣に報告する安全性情報：名称 | 因果関係の否定できない有害事象（副作用） | 疾病等 | 疾病等 | 疾病等 | — |
| 厚生労働大臣に報告する安全性情報：提出先 | PMDA | 厚生局 | PMDA（jRCT を使って報告） | PMDA（jRCT を使って報告） | — |
| モニタリング | 必須 | 必須 | 必須 | 必須 | — |
| 監査 | 必須 | 必要に応じて（当該臨床研究の対象者数、対象者への不利益の程度、モニタリング等で見出された問題点、利益相反管理計画を考慮して検討） | | | — |

# 4 チームの組織とスケジュール

キーワード 研究組織、スケジュール、進捗管理表（ガントチャート）

**重要ポイント**

1. 研究のコンセプトが決まったら研究組織各々の役割と担当者を決定する。
2. 各研究組織での役割とその手順を明確にした標準業務手順書を作成する。
3. 研究全体の方向性を明確にし、目標から逆算した研究スケジュール（進捗管理表）を描く。
4. 研究チームの管理・指導は研究代表者 / 責任者の責務である。

## 1 研究チームの体制

臨床研究を実施するには、役割ごとに研究に関連する組織を形成する必要がある。以下に代表的な役割を述べるが、単施設での比較的リスクの低い研究の場合も、「研究責任医師」「統計解析」「データセンター」は必要であり、研究の内容や規模に応じて各種組織を追加する。それぞれの役割を理解し、意見を尊重し合うチームワークが研究完遂には必要である。

研究チームには医師やコメディカルはもちろんのこと、そうでない者も含まれる場合があるが、いずれも研究に携わる者であるため、必ず「人を対象とする生命科学・医学系研究に関する倫理指針（以下、統合指針）」に関する講習等を受講する必要がある。自施設にて講習会が実施されていない場合は、近隣の施設での受講や、「ICR 臨床研究入門（通称：ICR web）」等の e-learning による受講も可能である。その他、研究倫理教育に特化された「eAPRIN（旧 CITI Japan）」や日本学術振興会の「研究倫理 e ラーニングコース（通称：eL CoRE）」がある。

臨床研究法（以下、研究法）では、実施計画に以下 1.1 ～ 1.11 の役割を行う者についてそれぞれ（　）に示した名称で責任者等の記載が必要とされている。

### 1.1 研究代表者（研究代表医師）

臨床研究を多施設共同研究として実施する場合、当該臨床研究に係る業務を代表し、研究を総括する者である。当該研究に関しての管理責任者であり、参加施設の監督や指導を行う責務がある。研究ごとに 1 名の代表者を置き、当該研究に精通している研究責任者の中から選任することが望ましい。単施設研究の場合は、研究責任医師が研究代表者と同義であることが多い。

### 1.2 実施施設（実施医療機関）

当該臨床研究を実施する医療機関を実施施設という。各施設では、研究責任者を定める必要がある。実施施設の選定は研究の進捗や信頼性等、研究を成功させる上で非常に重要である。施設選定の方法は、研究者間のネットワークによることが多いが、当該研究の対象者となる症例が見込めるか、研究計画通りに検査や観察を適切に実施できるか、研究人員の確保や設備、体制の見極めが大切である。

### 1.3 研究責任者（研究責任医師）

実施施設内で当該臨床研究の責任者となる。研究に関して十分な理解を持ち、研究計画通りに研究を遂行できるよう、自施設の研究倫理委員会への審議依頼等、施設内で様々な業務や調整を実施する責任者である。

また、当該研究実施中において、重篤な有害事象や研究中の不適切な事案が発生した場合、倫理委員会や研究代表者/研究事務局等への報告の必要があり、それとともに自施設内にて再発を防止する策を講じ、適切に実施されるように努めなければならない。研究責任者・責任医師の責務は、法律や指針ごとに詳細に定められており、具体的な内容はこれを参考にする必要がある。

### 1.4 研究分担者（研究分担医師）

研究実施医療施設内で当該研究の研究責任者が指名する研究責任者の業務を助ける者のことをいう。研究や実施施設の規模によっては、配置できない場合もある。通常、研究責任者は自施設内の倫理委員会への審査依頼時に研究分担者の一覧（リスト）の提出を求められることが多いが、研究対象者からの同意取得や症例登録を実施する可能性のある者は、研究分担者リストへ名を連ねておく必要がある。

## 1.5　研究事務局

研究代表者の補佐や研究にかかわる包括的な実務を行う。施設研究者やデータセンターからの質問には医学的な内容も多いため、1 名は医師が含まれることが望ましい。通常は医師を含む 1〜2 名で運営されていることが多い。研究の規模によっては、研究責任医師が研究代表及び事務局を兼ねることもある。名称を調整委員会・調整事務局とする場合もあるが、いずれの場合も、業務内容を手順書等で定めておく必要がある。

## 1.6　統計解析（統計解析）

治療の効果や安全性を評価するためには、研究対象者の人数や比較する対照治療、データ解析の方法等をあらかじめ計画しておく必要がある。その検討には統計学的な考え方が欠かせず、臨床研究を行う際には生物統計家の参画が必須である。データを収集してから相談しても後付けにしかならず、前もって収集すべきデータの種類やそのタイミング、解析方法等を検討すべきである。

統計家が自施設に在籍しない場合、臨床研究中核病院や関連の大学病院等の臨床研究支援部門に相談してみることを勧める。

## 1.7　データマネジメント（データマネジメント）

症例登録やデータ管理、モニタリング資料の作成、解析用データセットの作成等の業務を行いながら、研究の品質管理を担う部門である。研究データの改ざん等を防ぐ目的からも、研究責任者 / 分担者から独立した第三者が担う必要がある。単施設や診療科内で実施する研究の場合は、当該研究の症例登録や治療等に直接関わりがない医師が担当することもある。

データの信頼性を担保するためには、改ざんだけでなく、「意図されない」エラーを防ぐ必要がある。そのためにはデータの取得方法や項目、症例報告書（CRF）等に関してデータマネージャーによる研究開始前からの参画が必要である。データマネージャーがその経験に基づくノウハウを持っていると期待できるので、実施前に臨床研究支援部門のデータマネージャーへ研究計画書のレビューや相談をするのが良い。

## 1.8 プロジェクトマネジメント（調整・管理実務）

研究責任者/分担者や統計解析、データマネジメント等、部門ごとの責任者を取りまとめ、臨床研究全体を統括する者をいう。

研究計画の立案から研究費獲得に係る申請、研究組織の構築や文書等の作成等、研究内容だけでなく研究組織の役割を理解している必要がある。医師主導臨床研究では研究代表者や研究事務局が兼ねることが多いが、研究全体の調整役としての役割と考えれば医師である必要はない。プロジェクトリーダー、スタディマネージャー等、研究組織によって名称と役割、権限が異なることもある。

## 1.9 モニタリング（モニタリング）

研究対象者の安全性と研究の信頼性を確保するため、研究が適正に行われているか、研究計画書に従って行われているかについて、研究代表者/責任者が指定した者に行わせる調査をいう。

統合指針以降（図 30-1）、侵襲（軽微な侵襲を除く）を伴い介入を行う研究についてモニタリングが必要となった。研究法下の試験でも、モニタリングが品質管理上必要である。

モニタリングの、具体的な方法として、実施施設を訪問して行う直接閲覧や研究のリスクや内容によって選択される中央モニタリングやオフサイト等の方法、またそれらを組み合わせた手法がある。モニタリングに関しては、「臨床試験のモニタリングと監査に関するガイドライン」に基本的な考え方から報告書等の作成まで、実施に際した詳細が延べられているので参考にされたい。また最近では、ICH-E6 に伴うリスクに基づく品質管理活動の一環としてモニタリングは位置づけられている。

## 1.10 監査（監査）

研究の信頼性を確保するため、研究が研究計画書に従って行われたか、モニタリングやデータマネジメントといった品質管理システムが適切に実施されているかを、倫理的、科学的に評価する目的で、研究責任者が指定した者に行わせる第三者的な調査をいう。監査に関しては、指針には「必要に応じて」とあるため、研究のリスクや内容を鑑み利益相反委員会や倫理委員会から監査を課される場合もある。監査は研究全体の質が保証できるかを対外的に確認するプロセスであるため、当該研究の実施に携わっていない、完全に独立した立場の者が行わなければならない。同一施設内に所属する者が監査を行う場合も、当該研究の実施に係らない別診療科に所属している等、研究との独立性が担保できている場合は問題ない。

監査に関しても「臨床試験のモニタリングと監査に関するガイドライン」に基本的考え方から報告書等の作成まで、実施に際した詳細が述べられている。実施の有無にかかわらず、監査の目的や目線を知るためにも一読することを薦める。

### 1.11 効果安全性評価委員会

研究の進捗や安全性、有効性に関する評価を行う。有害事象報告の検討や研究計画書の改訂、中間解析等について審議を行い、場合によっては研究の中止や計画変更を指示することもある。委員会は通常、当該研究とは独立した立場であり、当該研究に関与していない当該研究分野の研究者等の専門家や生物統計家から成る。

委員会の運営を行う事務局の担当者や、データマネージャーについてもバイアスや盲検性の確保の点から独立した立場の者が担う必要がある。単施設研究では、自施設の倫理委員会にその責務を委託する場合もある。

## 2 標準業務手順書（SOP）

業務を均質に遂行するための手順を文書化したものをいう。実施施設で作成すべき手順書と研究チーム（研究支援組織）の役割ごとに必要な手順書について以下にその例を提示する。実施施設においての手順書の整備の有無は、臨床研究が適切に実施できる環境にあるか、研究実施施設要件確認の際の一つの目安となる。

**［実施施設］**

- 臨床研究の実施に係る標準業務手順書
- 安全性情報の取り扱いに関する標準業務手順書
- 試料・情報の提供に関する標準業務手順書

• 倫理審査委員会の運営標準業務手順書　等

[研究組織]

• 効果安全性評価委員会に関する標準業務手順書
• データマネジメントに関する標準業務手順書
• モニタリングに関する標準業務手順書
• 監査の実施に関する標準業務手順書　等

## 3 研究スケジュール

臨床研究を実施する際には、研究のコンセプトから出口までの全体のスケジュールがわかる工程表を作成する。これを進捗管理表といい、多くの場合ガントチャートを用いる。これは知的財産権の取得や企業への導出を目指す研究だけではなく、リサーチクエスチョンを解決する研究においても、研究者等が各々の役割を確認する際に必要である。以下、研究開始時に考慮すべき終了までのスケジュールの概要を示す（時間はおおよその目安である）。

### 3.1 研究立案から倫理委員会申請まで

#### 3.1.1 研究概要の作成（申請１年から半年前までに）

研究デザインや症例数に関して生物統計家のコンサルテーションを受ける。知的財産権の取得や企業への導出を望む場合は、薬事専門家や知財部門へも相談を行うのが良い。

#### 3.1.2 研究組織の構築（申請半年前から１カ月前までに）

研究の骨子がある程度まとまったら、研究計画書案を作成し、当該研究の遂行に必要な研究組織を検討する。研究計画書の固定までに関係各所へ参画や計画内容についてコンサルテーションを依頼する。

このときにしっかりと関係各所の合意を取り、意識を合わせておかなければ、研究で収集したデータの集計や解析、評価が困難となる等の重大な問題が生じる恐れがある。

#### 3.1.3 倫理申請必要書類の作成

研究計画書の内容について研究者間でレビューを行い、研究組織として了承が得られたら、倫理申請に必要な書類を作成し、研究組織として了承を得る。申請書、研究実施計画書、同意説明文書・同意書、症例報告書、等である。研究法では、モニタリング手順書や統計解析計画書（SAP）の提出が求められる。

了承が得られた版をもって申請用として固定し、倫理委員会へ審査依頼を行う。多施設共同研究で中央倫理審査委員会を利用することも可能であるが、それに関しても各施設の研究責任者から了承を得ておく必要がある。

### 3.2 申請から承認まで

当該研究が介入を伴う場合、研究代表者／責任者は研究開始前までに研究の概要をjRCTやUMIN等の公開データベースへ登録を行う。公開データベースへの登録が義務づけられているのは介入研究のみであるが、近年では、雑誌においては観察研究であっても登録が必要な場合もあるため、事前に確認を行う。

### 3.3 承認から開始まで

研究代表者／責任者は、承認が得られ、研究機関の長の許可が得られたら、承認書と固定された計画書や説明文書等を研究者等へ配布する。多機関共同研究の場合は、参加施設へ承認の連絡と関連資料の配布、各施設にて倫理審査が必要な場合はその依頼、中央倫理審査委員会を選択していた場合は各実施施設の長に研究実施の許可を得る必要がある。

研究開始前までに研究契約の締結、その他必要な書類や資材を各施設へ配布する。また、スタートアップミーティングを開催することにより、研究チームとしてのモチベーションを高めるとともに最終的なすり合わせを行うことも有効である。

多施設共同研究の場合、参加施設の研究者が一堂に会して行う場合と、実施施設内で当該研究にかかわる医師や看護師、薬剤師、検査技師、CRCといった院内各部署のスタッフ間で実際の業務手順についての最終確認を行う場合がある。自施設のみの場合は後者のみで十分であるが、多施設共同研究では研究組織全体での実施と、自施設内での業務確認の2回の実施がよく行われている。

## 3.4 研究期間中

### 3.4.1 研究代表者

研究が適切に実施されているかを管理し指導する。研究実施施設やモニタリング、データマネジメントに任せきりにせず、施設間や支援組織とコミュニケーションを取りつつ問題点を汲み上げ、研究を安全に科学的に遂行できるように行動する。途中で研究計画に修正の必要が生じた場合は、速やかに変更手続きを行い、研究の進捗に合わせて jRCT や UMIN 等の公開データベースの変更手続きを随時行う。

### 3.4.2 研究責任者／分担者

研究計画書に則って研究を実施する。研究計画からの逸脱や重篤な有害事象等が発生した場合は、速やかに新指針で中央一括倫理委員会と研究代表者／研究事務局等へ報告を行うとともに、共同研究機関にも速やかに報告を行い、情報を共有する必要がある。

研究計画書等研究実施に係る資料や試料の保管管理、研究対象から取得した同意書の管理は施設にて行う。また、研究の進捗について、新指針で中央一括倫理委員会に対して年次報告の必要がある。

### 3.4.3 データマネジメント

研究開始前に定められたデータマネジメント計画通りに症例登録されているか、また各時点でのデータは遅滞なく正確に報告されているか、データの整合性確認や疑義事項の確認を実施することによりデータが正確に収集できているかを管理する。

近年では中央モニタリングを利用する研究も多いため、モニタリング部門と連携し、モニタリングの際の資料作成を行うことも多い。

### 3.4.5 モニタリング

データセンターと連携し、モニタリング計画書に則って適切なタイミングにモニタリングを行う。計画によっても異なるが、症例登録前、第 1 例目登録時、評価時、重篤な有害事象発生時、重大な逸脱等、研究の重要な時期に行われることが多い。

### 3.4.6 中間解析

研究計画の変更や中止等の必要性を判断するため、研究の途中で解析することであり、研究途中での結果の公表を目的に行われるものではない。

研究途中での研究計画の変更や中止の必要性を判断する必要があると考えられる場合、また研究計画書に規定されている場合においてのみ実施することができることに留意する。

## 3.5 研究終了

症例登録が完了し、既定の観察期間が終了した後、症例報告書内容に対する疑義事項の解決、データクリーニング等を実施し、データ固定となる。固定されたデータは統計解析担当者へ渡され、データ固定前までに作成した統計解析計画書に従って解析を行い、結果を研究代表者／責任者へ報告を行う。

臨床研究の場合、データ固定後又は解析結果報告書をもって研究終了とすることが多い。研究法や治験では、総括報告書の作成が義務付けられている。総括報告書の公表は、1年を目標としており、困難な場合は代替となる方法もある。

研究代表者／責任者は当該研究の終了時に研究終了を宣言し、各参加施設へ終了届の提出をするよう依頼をするとともに、jRCTやUMIN等の公開データベースへも結果報告し、試験進捗状況の項目を「試験終了／Completed」へ変更する。

【参考文献】

1) 文部科学省・厚生労働省・経済産業省. 人を対象とする生命科学・医学系研究に関する倫理指針(令和5年3月27日)
2) 人を対象とする生命科学・医学系研究に関する倫理指針ガイダンス(令和5年4月17日)
3) 臨床試験のモニタリングと監査に関するガイドライン. 臨床薬理 2015; 46: 133-178.

【利用可能なサイト・ツール】

- 文部科学省・厚生労働省・経済産業省. 人を対象とする生命科学・医学系研究に関する倫理指針(令和5年3月27日)
  https://www.mhlw.go.jp/content/000757566.pdf
- ICR 臨床研究入門.
  https://www.icrweb.jp/icr_index.php
- eAPRIN (旧 CITI Japan).
  https://edu.aprin.or.jp/
- 研究倫理eラーニングコース [eL CoRE] (日本学術振興会)
  https://elcore.jsps.go.jp/top.aspx

2

COLUMN

## データシェアリング　～データは誰のもの？～

論文のデータを公開することが広く求められる時代である。jRCT では総括報告書の概要の公開が必須となっており、今後、多くの臨床試験のデータが詳細に公開されるようになると予想される。

データシェアリングの範囲を広げることについても議論が進んでおり、近い将来、共通の定義のデータベースで管理されたデータが公開されることが予想される。これによって、メタ解析も簡易に行うことが可能になる。

しかし、そうなるとデータの帰属の問題が発生する。研究者は、データは自分達のものであると権利を主張すると考えられる。一方で、データを多く握った者が、多くのエビデンスを発信可能な立場となることは言うまでもない。では、この相反する問題をどう解決すれば良いのか考える必要がある。

米国で企業の治験を積極的に行う ARO では、データのアクセス権を決して譲らないと教えられた。データは企業に帰属するものとばかり思っていたのは、とても浅はかであった。彼ら曰く、データは患者のものであり、我々はそれを発表しているに過ぎない。私たちの臨床研究のゴールは、「For Patients」というのが、誰もが唱える合言葉である。この辺りに解決の糸口があるのだろう。

3

COLUMN

## 効果安全性評価委員会と試験の中止

効果安全性評価委員会（効安）は、独立データ安全性モニタリング委員会（IDSMC; Independent Data and Safety Monitoring Committee）とも称する。この委員会の目的は、文字通り、臨床試験中の被験者の安全性を評価すること、盲検下で中間評価が予定されているときには、研究者と独立して有効性を評価することである。さらに、この評価結果により、研究者に対して臨床試験の継続、あるいは中止を勧告することとなる。

臨床試験実施中に予期しない有害事象が発生した際に、適切な是正措置を勧告することは時としてある。しかし、有効性に関して途中中止をすることは稀である。一般的に、試験の立案時に統計学的パワーを予想の上、症例数の設定がされる。一方、中間解析で両群間に有意差を示すことが可能ということは、当初の予定のパワーを大幅に上回った場合である。このため中間解析による途中中止は非常に稀といえる。

ある研究において、この稀な事例が発生したことがあるが、これは研究者にとって悲劇となった。drug A の有効性について肺疾患を対象に比較試験を行うというものであったが、疾患の重篤性からレスキューの手段が取られていた。一見、問題のない試験デザインであり、中間解析では、両群間に有意差を認め、効安による有効中止の勧告を研究者は受け入れることとした。

ここに大きな落とし穴があった。つまり drug A 投与群のうち解析対象となったのは、drug A に有効性を示した症例のみであり、無効の症例は順次レスキューの対象となり、解析対象から除外されたのである。いわゆる「いいとこ取りの解析」であり、この状況での中間解析による中止は、取り返しのつかない事態をもたらした。

結局、再度同試験は実施されたのだが、多くの時間とリソース、予算、そして患者の努力が無駄となった。私たちはこの件から中間解析の難しさを改めて考える必要がある。

## 情報公開と第１症例の登録日

臨床研究に関する情報を情報公開サイトへ登録することが義務付けられていることは、今や周知の事実である。これはICMJEの声明、WHOの宣言、ヘルシンキ宣言35条・36条、米国42 CFR 11を始めとする各国の規制に定められている。

特に、第1症例の登録日までに情報を公開することは、論文の投稿にあたって不可欠であり、症例登録日と臨床試験の情報公開日が逆転すると、投稿後、直ちに出版社からrejectのお知らせが来ることとなる。

研究に携わる者は、data sharingと併せて、患者の立場に立って臨床試験の公共性という視野を考える必要がある。

**1）ICMJEの要求事項**

The ICMJE requires, and recommends that all medical journal editors require, registration of clinical trials in a public trials registry at or before the time of first patient enrollment as a condition of consideration for publication.
The ICMJE does not define the timing of first participant enrollment, but best practice dictates registration by the time of first participant consent.

**2）登録の理由**

https://clinicaltrials.gov/ct2/manage-recs/background#WhatIsThePurpose
Why Should I Register and Submit Results?

**3）ヘルシンキ宣言**

WMA DECLARATION OF HELSINKI
https://www.wma.net/policies-post/wma-declaration-of-helsinki-ethical-principles-for-medical-research-involving-human-subjects/

Research Registration and Publication and Dissemination of Results
35. Every research study involving human subjects must be registered in a publicly accessible database before recruitment of the first subject.

36. Researchers, authors, sponsors, editors and publishers all have ethical obligations with regard to the publication and dissemination of the results of research. Researchers have a duty to make publicly available the results of their research on human subjects and are accountable for the completeness and accuracy of their reports. All parties should adhere to accepted guidelines for ethical reporting. Negative and inconclusive as well as positive results must be published or otherwise made publicly available. Sources of funding, institutional affiliations and conflicts of interest must be declared in the publication. Reports of research not in accordance with the principles of this Declaration should not be accepted for publication.

臨床研究に係る利益相反とは、臨床研究実施者及び関係者が、被験者や大学と連携をとりながら行う臨床研究によって得られる直接的（実施料収入、兼業報酬、未公開株式等）及び間接的利益と、社会に開かれた教育・研究を実践する大学人としての責務又は患者の希望する最善の治療を提供する医療関係者としての責務等が衝突・相反している状況を言う。

5
COLUMN

## 進捗管理表（ガントチャート）の作成

臨床研究の実施において、ガントチャートは広く使用されている。これは、多くのタスクとステークホルダーが存在する中、確実に計画を進める上でとても有用な手段であるためである。

しかし、「ガントチャートを書いてください」と言われて書くことは可能だろうか？　臨床研究のプロであれば書けるというのは大きな勘違いである。ガントチャートを書く前に行うべき事項がいくつか存在する。

まずはWBC（World Baseball Classic）のようにbest team memberを選ぶことである。そして、WBS（Work Breakdown Structure）でどのようなタスクが存在するのか検討が必要である。さらにそれぞれのタスクを誰がどのような立場で責任を持って行うのか、role and responsibility（役割と責任）について明らかにすることが求められる。

このような作業手順を経て、ガントチャートが作成されることとなる。臨床研究のプロであれば、この程度は到達可能である。決して難しくはないので、まずはWBCのようなWBSから始めよう。

# 5 研究費の獲得と利益相反

キーワード 研究資金、利益相反、競争的資金、資金提供、倫理性、透明性、信頼性、科学性

**重要ポイント**

1. 研究資金には、競争的資金と企業から提供される研究資金がある。
2. 研究資金獲得のためには、まず、研究者自身が「臨床研究実施要件」及び「競争的資金応募要件」を満たしていなくてはならない。
3. 企業等から資金提供を受けて研究を行う場合、研究結果の科学性・倫理性の確保のため、研究者は資金提供を受ける企業との利益相反に関する情報を公表することにより研究の透明性を確保しなければならない。

## 1 はじめに

臨床研究を行うには、研究実施に係る研究費確保のため、研究資金の獲得が必要となる。研究資金には大きく分け、日本医療研究開発機構（以下、AMED）等の競争的資金と、企業等から提供される研究資金の2種類がある。本章では、これらの研究資金とそれに伴う利益相反や研究者の責務について解説する。

## 2 利益相反とは

産学連携より臨床研究に携わる者には、一方において研究者として資金及び利益提供者である製薬企業等に対する義務が発生し、他方においては被験者の生命の安全、人権擁護をはかる職業上の義務が存在する。同一人におけるこのような2つの義務の存在は、単に形式的のみならず、時には実質的にも相反し、対立する場面が生じる。

1人の研究者をめぐって発生するこのような義務の衝突、利害関係の対立・抵触関係がいわゆるConflicts Of Interest（COI; 利益相反と和訳されている）と呼ばれる状態である。

# 3 研究資金の獲得と利益相反

## 3.1 研究資金獲得のための必須要件

研究者が研究資金の獲得を進める前に、まず、研究者自身が臨床研究を実施するための資格、そして、研究資金、特に競争的資金の応募要件を満たしているかを確認することが必要である。

### 3.1.1 研究資金申請要件：研究倫理教育の受講

2015年4月1日に施行された「研究活動における不正行為への対応等に関するガイドライン」[1)]に基づき、研究者はもとより、研究支援者、将来研究者を目指す者は研究倫理教育を受講することと定められている。これは、研究活動における不正行為事案が後を絶たないことを受け、わが国の研究活動の質の担保と科学に対する信頼の向上のため、策定されたものである。

ガイドラインでは、不正行為事前防止の取り組みとして、研究機関に対し、研究者等に求められる倫理規範を習得させるための教育（倫理教育）の確実な実施を定めている。研究資金の提供を受ける場合、研究結果への科学性と倫理性に疑義が生じることを回避するため、研究資金提供者と研究者との関係における透明性の確保が必要となる。このため、研究資金の提供を受ける研究者は、研究におけるCOIについても理解し、COIへの対応、管理が求められる。

なお、競争的資金等助成事業へ申請する場合、研究倫理教育の受講修了証の提出を求められる場合があるため、受講後に修了証を必ず入手する。また、修了証には有効期限があるため、期限切れには十分注意する。

### 3.1.2 研究資金申請要件：臨床研究実施資格

臨床研究を行うには、研究者の所属機関で規定されている臨床研究実施要件を満たし、かつ、所属機関で研究者登録がされていることが必須である。臨床研究実施要件については、各所属機関で確認する。

### 3.1.3 競争的研究資金への応募要件

例えば、AMEDへ助成金の申請をするには、①応募時点において、所属する研究機関の要件を満たす研究者で、e-Radに研究者情報が登録されていること、②科研費やそれ以外の競争的資金で、不正使用、不正受給又は不正行為を行っておらず、交付の対象であること、等の応募要件が定められている（詳細は章末のリンクを参照）。

このように、競争的研究資金助成事業では、助成団体により応募要件が定められている。どの競争的資金へ応募するかを決めたら、必ず応募要件を確認の上、申請者自身が 3.1.1 及び 3.1.2 の要件（競争的資金申請資格、臨床研究実施資格）を満たしているかを確認する。

## 3.2 企業からの資金提供による研究資金の獲得

臨床研究における産学連携には、共同研究、受託研究、治験、技術移転、技術指導、大学発ベンチャー、奨学寄附金、寄附講座等、様々な形態で取り組みがなされている。このような産学連携を推し進める研究者には経済的な利益がもたらされることから、COI 状態は日常的に発生する[2)]。そのため、企業・研究者双方が研究の透明性の確保に努めるとともに、第三者によるデータの管理等の利益相反のマネジメント（管理）を行う必要がある。

### 3.2.1 企業における臨床研究の透明性の確保

日本製薬工業協会は、2015 年、「企業活動と医療機関等の関係の透明性ガイドライン」（2016 年改定）[3)] を発表した。資金提供側も、医療機関等との関係の透明性を確保すること、さらに企業活動が高い倫理性を確保した上で行われていることへの理解を得ることを目的としている。公開対象は、研究費開発費等、学術研究助成費、原稿執筆料等、情報関連提供費、その他の費用の 5 項目となっており、医療関係者や医療機関、研究機関等に支払われたそれぞれの項目について公開することとされている。

### 3.2.2 臨床研究の実施者（研究者）に対する利益相反管理ガイドライン

研究者に対する COI への対応については、2000 年に改訂されたヘルシンキ宣言（COI 記載）や、2003 年に制定された厚生労働省の「臨床研究に関する倫理指針」がある。さらに経済的利益相反状態にある個人や研究者が臨床研究を行う場合の COI 指針を、各研究機関、学術団体で定めることを要求する本格的な取り組みとして、2006 年度の「臨床研究の利益相反ポリシー策定に関するガイドライン」（文部科学省）[4)] が始まりとなった。

また、2008 年度の「厚生労働科学研究における利益相反（Conflict of Interest; COI）の管理に関する指針」（厚生労働省）[5] により、研究助成金を受けた研究者を対象に COI 管理を義務化した[6]。

### 3.3 臨床研究法による利益相反管理

これまでは、研究者、資金提供者（企業等）ともに、それぞれのガイドラインに則り COI 管理がなされてきた。しかし、2011 年から 2013 年にかけて相次いで発覚した高血圧治療薬ディオバンの臨床試験における研究不正事例を背景に、臨床研究の実施の手続き、適切な実施、そして臨床研究に関する資金等の提供に関する情報の公表等を義務付ける臨床研究法[7] が 2018 年 4 月 1 日に施行された。

同法で「特定臨床研究」に規定される臨床研究は、研究責任（代表）医師、資金提供者ともに、利益相反の管理や情報の公表が義務化された（**表 5-1**）。特に、特定臨床研究の研究責任（代表）医師に対しては、臨床研究法施行規則第 9 条[8]「臨床研究の基本理念」として、「八　臨床研究の質及び透明性を確保すること」と規定している。

さらに同施行規則第 21 条[8] では、研究ごとに「利益相反管理基準」及び「利益相反管理計画」を定め、認定臨床研究審査委員会へ申請し、意見を聞くことを義務化した。

**表 5-1**　臨床研究法上の対象となる医薬品等の臨床研究

| 臨床研究法（基準順守義務） | | （努力義務） | 適応除外 |
|---|---|---|---|
| 特定臨床研究 | | | |
| 未承認<br>適応外 | 製薬企業からの資金提供<br>（財団等の公募は対象外） | その他の臨床研究 | ・治験<br>・製販後臨床試験<br>・医療機器の認証に係わる適合性試験<br>・観察研究　等 |

## 4 研究資金の獲得前と獲得後の利益相反管理

研究資金の獲得前、また獲得した研究資金により研究を実施する際、いずれも研究者自身の COI 状況について、自らが把握し適切に管理していることが重要である。

すなわち、研究助成金申請時や企業との研究資金提供の契約時には、その時点ですでに獲得している他の研究資金等の経済的利益の把握、研究資金獲得後は研究資金の適切な使用、資金提供者寄りのバイアスリスクの回避、研究結果を資金提供者に有利に働かせるような研究不正の回避等、一連の研究活動を通じ、常に研究者自身が適切にCOI管理を行うことが義務付けられている。利益相反のマネジメントの手法として、研究者と独立して第三者がデータの解析を行うことは重要な手法である。このため、統計・データマネジメント（DM）担当者のCOIについても開示が必要となってくる。

透明性に基づく研究を行うことは、臨床研究の社会的信頼性の確保に不可欠なものである。

## 5 研究機関の長の責務

機関の長は、あらかじめ当該機関におけるCOIの管理に関する規定を策定し、関連する規則等も含め、所属する研究者に周知するよう努めなければならない。

さらに、機関の長は、COI委員会等の意見等に基づき、COIに関し、機関としての見解を提示して改善に向けた指導、管理を行う。また、極めて重大なCOIが存在する場合であって、これらの方法による解決が難しいと認められる場合には、当該研究への参加の取りやめや経済的な利益の放棄について検討を行う。また、産学連携活動においては組織COI管理と情報開示が必要である。

## 6 利益相反の管理の具体的な例

利益相反の管理については、様々な手法があるが、基本的に情報開示と第三者性がその原則である。以下に、具体的な方策を示す。

(1) 経済的な利益関係の一般への開示
(2) 独立した評価者による研究のモニタリング
(3) 研究計画の修正
(4) COIの状態にある研究者の研究への参加形態の変更
(5) COIを生み出す関係の分離

(6) 第三者によるデータの管理と統計解析等のデータマネジメント

なお、独立した評価者による研究のモニタリングは、独立した評価者を同じ分野の専門家としたときに、この専門家が極端に少ない場合に研究のライバルに情報が公開されることとなる。そのため、必ずしも研究によっては可能でない手法である。

## 7 医学雑誌編集者国際会議 (ICMJE)

ICMJE は Recommendations の中で、科学プロセスに対する社会の信頼と出版論文の信頼性は、科学研究の計画、実施、執筆、査読、出版の際に利益相反がどのように透明性を持って扱われたかに依存するとして、利益相反の開示を求めている。その中では、研究資金だけではなく、研究資材・物品の提供やメディカルライティング、論文投稿料等についても申告を求めており、意図的に申告しないことは研究不正にあたるとしている。

【参考文献】


1) 文部科学省. 研究活動における不正行為への対応等に関するガイドライン. 2014, 文部科学大臣決定.
2) 日本学術会議, 臨床医学委員会, 臨床研究分科会. 提言　臨床研究にかかる利益相反(COI)マネージメントの意識と透明性確保について. 2013
3) 日本製薬工業協会. 企業活動と医療機関等の関係の透明性ガイドラインについて. 2016
4) 文部科学省. 臨床研究の利益相反ポリシー策定に関するガイドライン. 2006
5) 厚生労働省. 厚生労働科学研究における利益相反(Conflict of Interest; COI)の管理に関する指針. 2008
6) 日本医学会, 利益相反委員会. COI 管理ガイドライン. 2017
7) 臨床研究法(平成 29 年法律第 16 号)
8) 臨床研究法施行規則(平成 30 年厚生労働省令第 17 号)
9) ICMJE : Disclosure of Financial and Non-Financial Relationships and Activities, and Conflicts of Interest
https://www.icmje.org/recommendations/browse/roles-and-responsibilities/author-responsibilities--conflicts-of-interest.html


【利用可能なサイト・ツール】

- 厚生労働省. 臨床研究法について
https://www.mhlw.go.jp/stf/seisakunitsuite/bunya/0000163417.html
- 厚生労働省. 研究に関する指針について
https://www.mhlw.go.jp/stf/seisakunitsuite/bunya/hokabunya/kenkyujigyou/i-kenkyu/index.html
- 日本学術振興会. 科学研究費助成事業, https://www.jsps.go.jp/j-grantsinaid/
- AnswersNews. ニュース解説　4 月スタート 臨床研究法 そのポイントは
https://answers.ten-navi.com/pharmanews/13889/
- 日本医療研究開発機構(AMED)
https://www.amed.go.jp

6

COLUMN

## 日本医療研究開発機構（AMED）と日本版 NIH

AMED は日本再興戦略（平成 25 年 6 月 14 日）に基づいて、2015（平成 27）年に新たな独立行政法人として設置された。

健康・医療戦略推進法では、「世界最高水準の医療の提供に資する研究開発等により、健康長寿社会の形成に資することを目的とする」と定めている。

その中で、従来の縦割りの予算が、一元的に研究に対して配分・管理されるようになった。予算額は、2019（平成 31）年度は 1,271 億円（文科省 608 億円、厚労省 474 億円、経産省 184 億円）であり、現在 11 分野での研究開発事業を展開している。

当初、日本版 NIH と言われながら、予算規模は米国 NIH の 1/20 であり、多くの課題が指摘されながら、AMED が設置されて 5 年が経とうとしている。研究を行う現場からみて、AMED が前述の法に定める目標を、予算規模を含めて強く進めることは、必要不可欠である。

# 6 研究開発相談

キーワード 臨床試験の初期段階、臨床研究をサポートする部門、仮説の明確化、研究のポジショニング、臨床試験の「質」

**重要ポイント**
1. 活用可能な臨床試験のサポートを確認する。
2. 先行研究を整理し、クリニカルクエスチョンをリサーチクエスチョンにする。
3. 研究の位置付けを明らかにする。

## 1 臨床試験をサポートする体制

初めて臨床試験を実施する研究者は、まず所属医療機関に臨床試験をサポートする部門が存在するかどうかを確認し、存在する場合には自身の臨床試験について必ず相談する。また、存在しない場合であっても、国内には臨床試験をサポートする体制は種々存在しており、そのなかでも次の2つについては、その機能等について必ず確認しておく。

### 1.1 臨床研究中核病院

「臨床研究中核病院」とは、日本発の革新的な医薬品や医療機器の開発に必要となる質の高い臨床試験や治験を推進するための中心的役割を担う病院として医療法上に位置づけられ、厳しい要件を満たした医療機関のみが厚生労働大臣の認可を受けて指定される[1)]。2018年3月末時点で12医療機関が指定されている。

臨床研究中核病院では、臨床試験の「I　立ち上げ」「II　計画」「III　実行・管理」及び「IV　終結」の各プロセスにおける相談を当該医療機関の内外を問わず受け付けており、それぞれの臨床研究中核病院のWeb Siteを確認し、所定の手続きをとれば相談を申し込むことができる。

### 1.2 国立研究開発法人日本医療研究開発機構

2015年に国立研究開発法人日本医療研究開発機構（以下、AMED）が医療分野の研究成果を一刻も早く実用化し、患者に届けることを目指す、いわゆる実用化研究を促進するための組織として設立された[2)]。

特に、初めて臨床試験を計画しようとしている研究者は臨床研究・治験基盤事業部の概要[3)]及び医薬品開発の研究マネジメントに関してのチェック項目[4)]を確認しておくべきである。AMEDでは、研究開発の早期段階から実用化に至るまでの道のりにおいて、区切りとなる時点をステージゲートとして設定し、各ステージゲートでのチェック項目を提示している。そのため、研究者はこれらの項目を確認するとともに、必要に応じてAMEDに相談を申し込むことができる。

## 2 研究開発相談の流れ

本項では、研究開発相談の具体的な流れと各プロセスでの相談のポイントについて解説する。なお、臨床をサポートする部門によって詳細な手順は若干異なることを留意する。

### 2.1 立ち上げプロセス

#### 2.1.1 仮説の明確化

立ち上げプロセスは、プロトコル骨子作成、適用規則確認、チームの組織とスケジュール、研究費の獲得と利益相反及び研究開発相談で構成されている。

プロトコル骨子作成の前に研究者は、PICO／PECOを活用した臨床的な疑問から仮説への構造化、研究仮説の確認を実施すべきである。

研究開発相談では、相談の申し込み時点でこれらの事項を記入する様式を用いているところもあるが、相談を申し込まれた時点ではクリニカルクエスチョン（CQ）、リサーチクエスチョン（RQ）が明確ではなく、研究仮説もはっきりしていない場合がある。

また、臨床的な疑問の構造化と仮説の確認（図6-1）をサポートしているところもあり、初めて臨床試験を計画する研究者は、CQ、RQ及び仮説を明確にする方法について相談することもできる。事前に先行研究を把握し、既知と未知の情報を整理することが重要である。

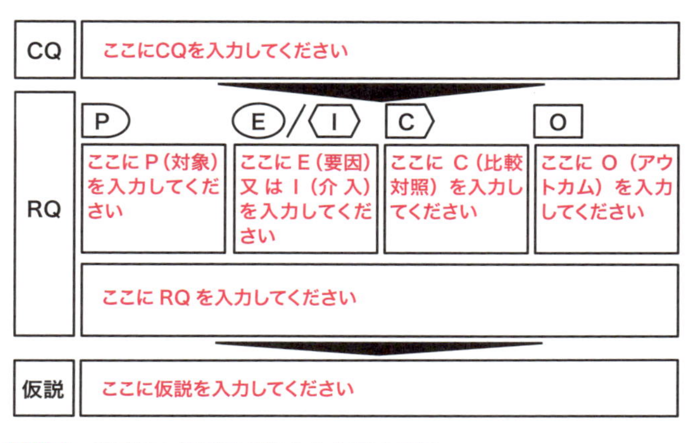


図 6-1　臨床的な疑問の構造化と仮説の確認

### 2.1.2　研究のポジショニング（位置づけ）

仮説がある程度明確になった時点で、研究者は自身が計画しようとしている臨床試験のポジショニングを実施すべきである。症例報告（Case Report）から無作為化比較試験（RCT）までの研究の基本的な進め方のなかで、自身の臨床試験がどこにポジショニングされるのかをしっかりと確認することがポイントである（図 6-2）。RCT に向かうにつれて当該臨床試験の実施により得られる知識・情報量が多くなるが、研究費用と研究に要する時間や人手も多くなることを常に認識しておくべきである。

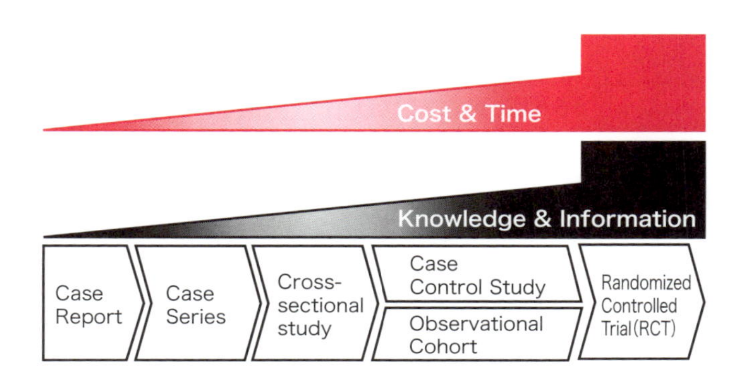


図 6-2　研究のポジショニング

研究開発相談では、研究者に対して臨床試験を実施しようとする疾患領域での診療の状況、過去の研究成果等を聴取し、当該臨床試験の位置づけ（ポジショニング）を確認し、臨床試験のポジションに応じた臨床試験のデザイン、統計的手法、必要な臨床試験の「質」のレベル等について助言する。

### 2.1.3 プロトコル骨子の確認

仮説を証明するために最も適切なプロトコル骨子になっているかについて、確認シート（図 6-3）を用いて確認する。背景では、過去の文献等を批判的に吟味[5]した結果としてこれまでに「わかっていること」と「わかっていないこと」について確認するとともに、当該臨床試験のポジショニングを明確にする。

研究目的では、臨床的な疑問が適切に構造化（図 6-1）され、この臨床試験で何を証明したいのか（仮説は何か）及び仮説を証明するために何を実施するのか（目的は何か）を確認する。

| 背景 | 主な要因と測定法 |
|---|---|
| □ これまでにわかっていることは何か？<br>□ これまでにわかっていないことは何か？ | □ 要因 / 介入は何か？<br>□ その要因は測定可能か？<br>□ 測定法はバリデートされているか？ |
| **研究目的** | **主なアウトカムと測定法** |
| □ この研究で何を証明したいのか？（仮説は何か？）<br>□ 仮説を証明するために何をするのか？（目的は何か？） | □ アウトカムは何か？<br>□ そのアウトカムは測定可能か？<br>□ 測定法はバリデートされているか？ |
| **対象者** | **調整すべき変数（交絡因子）** |
| □ 母集団は何か？<br>□ 対象は適切に抽出できているか？<br>□ 有効性に配慮できているか？<br>□ 安全性に配慮できているか？ | □ 因子（F）はすべて検討したか？<br>□ 交絡因子は何か？<br>□ アウトカムに与える影響は何か？<br>□ デザイン上どのように配慮するのか？ |
| **倫理的配慮** | **研究デザインの型** |
| □ 被験者を保護できているか？<br>□ 科学的に妥当か？<br>□ 臨床的、社会的に意義があるか？ | □ 最も効率的に仮説を証明できるデザインか？ |
| | **解析計画** |
| | □ 最も適切に仮説を証明できる解析手法か？ |

図 6-3 プロトコル骨子の確認シート（例）

対象者では、当該臨床試験において対象集団の抽出する前の母集団は何か、母集団から抽出する対象集団は妥当であるかを含めて、対象の適格基準及び除外基準を検討し、それらが安全性及び有効性に与える影響を十分に考慮して設定されているかを確認する。

観察研究では主な要因が適切に検討されており、測定可能であるかを確認する。そして、介入研究では介入方法が適切であり、実施可能であるかについて確認する。

主なアウトカムについては、当該臨床試験の目的を達成するために妥当な指標が設定できているか、その指標は測定可能かどうか、及び測定方法のバリデーション（再現可能性）を確認する。

観察研究の場合は、考えられる因子をすべて検討しているかを確認する。調整すべき変数として、特に主な要因に関連しアウトカムに影響を与える交絡因子については、研究デザインでどのように配慮しているのか等について、統計専門家を交えて確認する。

統計専門家は、解析計画及び研究デザインが最も効率的に仮説を証明することができるものを選択しているかについても併せて確認する。

倫理的配慮では、臨床的、社会的に意義があるかについて検討されていることを確認する。

### 2.1.4 遵守すべき法規制の確認

臨床試験は、その目的によって遵守すべき法規制が異なるため、注意が必要である。研究者が主体となって実施する臨床試験については、医師主導治験、先進医療、患者申出療養、特定臨床研究、その他の臨床試験のそれぞれについて適用される規制が異なる。そのため、研究者は研究開発相談等を活用して自身の研究がいずれに該当するのかを必ず確認する必要がある。

### 2.1.5 チームの組織とスケジュール

チームの組織は、遵守すべき法規制、求める臨床試験の「質」、研究デザインの型及び臨床試験を実施する医療機関が単施設か多施設共同かによって構成は大きく異なる。研究開発相談では、それぞれのケースに最も適切な組織体制になっているかどうかを確認する。

またスケジュールは、症例集積性、従うべき法規制等の影響を大きく受ける。研究開発相談では、疾患領域の特殊性、参画予定の医療機関の状況等を聴取して、実施可能性の高いスケジュールであることを確認する。特に、研究費が研究実施期間の影響を受ける場合は、実施中に研究費がなくなり研究中止を招くと、すでに研究に参加した研究対象者に対して倫理的配慮を欠く状況に陥るため注意が必要である。

### 2.1.6 研究予算の獲得と利益相反

研究予算は、研究デザイン、実施体制、研究実施期間、研究に携わるメンバーの人件費等の影響を大きく受ける。特に、研究者は、臨床試験を支援するスタッフの人件費の財源を用意する必要があるため、十分な準備と検討が必要である。研究開発相談では、臨床試験コーディネータ（CRC）、モニタリング、監査、データマネジメント（EDC等のCRF作成を含む）、統計解析、研究事務局、メディカルライティング、プロジェクトマネジメント（PM）等の臨床試験に必要な費用の妥当性を確認するとともに、これらの業務に関する費用の見積の取得をサポートしているところもある。

研究予算の獲得には、前述のAMEDや製薬企業による研究費の募集に対して申請することが必要である。研究費獲得のノウハウを持つ支援機関に相談することも一つの方法である。また、研究費の調達については、プロトコルに記載するとともに、遵守すべき法規制の要求に従って利益相反（COI）を管理する必要がある。

2018年4月に施行された臨床研究法に該当する臨床試験（特定臨床研究）では、法令のもと、COI管理や必要文書等が定められており、法令上、違反に対する罰則規定が定められている。このため、研究者は所属機関のCOI委員会、研究開発相談窓口に相談しながら、適切に運用することがポイントである。

### 2.1.7 実施可能性の確認

プロトコル骨子が固まってきた段階でFeasible（実施可能か）、Interesting（科学的医学的な興味深さがあるか）、Novel（新規性があるか）、Ethical（倫理性があるか）及びRelevant（臨床的必要性、社会的意義があるか）FINER[6]を確認しておく。研究開発相談ではFINERチェックシート（図6-4）を用いているところもあるので、活用することを勧める。

**F：Feasible；実施可能性**

| □ | 研究に割ける時間 | □　　　　時間/日　□　　　　日/週 |
|---|---|---|
| □ | 資金 | 万円（　　　　　） |
| □ | 症例数 | □必要症例数：　　例<br>□症例集積性：　　例/施設/月<br>□対象症例数：　　例/施設/月 |
| □ | 協力者 | □統計専門家：<br>□データマネジャ（DM）：<br>□ CRC：<br>□モニター：<br>□戦略：　　□ PM： |
| □ | 指導者 | □あり　　□なし |

**I：Interesting；科学的（医学的）な興味深さ**

| □ | 自分の動機と一致 | □している　□していない |
|---|---|---|
| □ | 他の研究者も評価 | □している　□していない |

**N：Novel；新規性**

| □ | 真似をしている | □部分がない　□部分がある（　） |
|---|---|---|
| □ | すでに誰かが実施して | □いない　□いる（　） |
| □ | 新しい仮説 | □である　□ではない（　） |

**E：Ethical；倫理性**

| □ | 試料の有無 | □有　□無 |
|---|---|---|
| □ | 重篤な有害事象 | □有（　）□無 |
| □ | 被験者の同意 | □有　□無 |
| □ | 利益相反（COI） | □有（　）□無 |

**R：Relevant；臨床的必要性・社会的意義**

| □ | 社会的必要性 | □有（　）□無 |
|---|---|---|
| □ | 医学の進歩に貢献 | □する（　）□しない |
| □ | 研究発展性 | □有（　）□無 |

図 6-4　FINER の確認シート（例）

## 2.2　計画プロセス

プロトコル（実施計画書）の作成からスタートアップミーティングまでの計画プロセスにおける研究開発相談のポイントは次の通りである。

### 2.2.1 プロトコル（実施計画書）の確認

研究者は、前述までのプロセスで作成したプロトコル骨子に基づいて、プロトコル本文が適切に記載できていることを確認する必要がある。また、当該臨床試験を実施するにあたり、遵守すべき法規制ごとに要求項目が若干異なるため、臨床研究中核病院等の Web Site で公開されている「プロトコル作成ガイドライン」や「プロトコル記載事項チェックリスト」等を用いて事前に自らが作成したプロトコルを詳細に検討するとともに、不明な点は臨床研究をサポートする部門等に確認することを勧める。

### 2.2.2 臨床試験の「質」

計画した臨床試験の「質」をどこまで担保すべきかについては、当該臨床試験のゴールに大きく依存する。すなわち、実用化研究の場合は規制当局の薬事承認が必要であり、そのために遵守すべき法規制が要求する水準の「質」が必要である。例えば、医薬品として薬事承認を取得するためには「医薬品、医療機器等の品質、有効性及び安全性の確保等に関する法律[7)]（以下、薬機法）」で定める「医薬品等製造販売業許可（業許可）」を有する製薬企業等から厚生労働大臣に製造承認申請し承認されなければならない。そのためには薬機法の施行規則（J-GCP：医薬品の臨床試験の実施の基準に関する省令）が要求する「質」を有する臨床試験（治験）成績が必要である。したがって、医師主導治験は J-GCP が要求する臨床試験の「質」が求められる。

研究者は求められる臨床試験の「質」の達成目標を明確にして、その「質」が確保できるようにプロトコルを作成し、実施体制を構築しなければならない。

モニタリング及びデータマネジメントは、臨床試験の「質」を確保するための手段であり、研究デザインの型に応じて適切な体制と計画を設定することがポイントである。

監査については、その必要性を研究デザインの型に応じて検討し、必要であれば第三者性に配慮して実施することがポイントである。

### 2.2.3 審査委員会

遵守すべき法規制、実施医療機関により臨床試験の審査体制が異なるので注意が必要である。審査委員会の名称も倫理審査委員会、IRB 等、種々存在しており、手続きの方法、準備すべき文書等がそれぞれ異なるため、所属医療機関の審査委員会事務局、研究開発相談窓口等で確認する。

#### 2.2.4 試験登録

基本的には、第一症例目の同意取得までの期間に公開データベースに試験登録を実施しておく必要がある。これは世界共通のルールであり、必ず守らなければならない。公開データベースは、特定臨床研究ではjRCT（Japan Registry of Clinical Trials）への試験登録が必要なので注意しなければならない。

また、臨床試験の進捗状況、重篤な有害事象（臨床研究法では「疾病等」）の発生状況、中止・終了状況等の入力を求めている規制もあるので、注意が必要である。

### 2.3 実行・管理プロセス

試験開始から中止又は終了までの実行・管理プロセスでは、進捗・変更管理において、審査委員会、医療機関の長、厚生労働省等への報告の必要性が生じた場合に、所属機関等の研究開発相談窓口のサポートを受ける方が円滑に進む場合がある。特に、遵守すべき法規制等で要求される文書には適時適切に対応することが求められる場合が多いので注意を要する。

例えば重大な逸脱、重篤な有害事象等が発現した場合には、研究者は自己判断に頼らずにサポート部門のメンバーと迅速にコミュニケーションをとって進めることがポイントである。

### 2.4 終結プロセス

解析計画書の固定から結果を公表するまでの終結プロセスでは、終了報告、臨床試験に関連する文書の保管方法について、所属医療機関又は多施設共同研究の場合は主幹医療機関の臨床研究をサポートする部門等に相談し、遺漏なく臨床試験を終了することがポイントである。

また、知的財産権の申請の可能性がある場合には、学会発表、論文公表のタイミングについては、同様に相談し、適時適切に結果を公表することが望まれる。

## 3 まとめ

初めて臨床試験を実施する研究者は、所属医療機関の臨床試験をサポートする部門等と十分にコミュニケーションをとりながら進めることがポイントである。特に、これまで解説してきたように臨床試験の立ち上げプロセス及び計画プロセス、すなわち臨床試験の初期段階では臨床試験をサポートする部門等の活用が多いことがわかるであろう。

通常、これらの部門には多くの臨床試験が相談されており、種々の臨床試験に関する多くのノウハウ、スキル、知識が集積されていることが多い。これらを十分に引き出すことができれば、研究者は臨床試験をより効率的に進められるようになる。


【参考文献】

1) 臨床研究中核病院
https://www.mhlw.go.jp/stf/seisakunitsuite/bunya/tyukaku.html
2) 日本医療研究開発機構(AMED)
https://www.amed.go.jp/aboutus/index.html
3) 臨床研究・治験基盤事業部の概要
https://www.amed.go.jp/program/list/05/index.html
4) 医薬品開発の研究マネジメントに関してのチェック項目
https://www.amed.go.jp/koubo/iyakuhin_check.html
5) 植田真一郎. 論文を正しく読むのはけっこう難しい:診療に活かせる解釈のキホンとピットフォール. 医学書院, 2018
6) SB Huuley. Designing Clinical Resarch 4th Edition. LIPPINCOTT WILLIAMS & WILKINS, 2013, p17
7) 医薬品、医療機器等の品質、有効性及び安全性の確保等に関する法律
https://elaws.e-gov.go.jp/document?lawid=335AC0000000145
8) プロトコル作成ガイド
https://www.ho.chiba-u.ac.jp/crc/rinsyo-kenkyu/applicant/download.html

# II

# 計画

# 7 実施計画書作成

キーワード 実施計画書、法規・指針、記載項目、手順書

**重要ポイント**

1. 背景、対象疾患、既存の治療法等の情報を収集し、リサーチ・クエスチョンが明確になるように考察する。
2. 計画する臨床試験がどの法規・指針に従うのかを明確にし、法規・指針の関連通知を収集し、関連情報をとりまとめる。

## 1 はじめに

第2章「プロトコルの骨子作成」等で述べられているように実施計画書（プロトコル）作成には、多くの専門家の関与と情報収集等の準備が必要である。骨子から整合性をとりつつ、改訂を加えながら完成に近づけていく。そのため、作成段階での版管理と作成者、追記・修正項目を明らかにしておく必要がある。

これらの記録が不十分な場合、改訂作業による矛盾が積み重なり、整合性が取れていない、あるいは改訂時に大幅な修正が必要となるケースも考えられる。また、開始後にこのような事態が発生した場合には臨床試験の信頼性あるいは、一貫性に影響を及ぼすことも考えられる。本項では、実施計画書の記載に際しての留意点等について主にまとめる。

## 2 法規・指針による記載項目

実施計画書作成のためのひな形やテンプレートが多くの臨床試験支援部門で作成され、公表されている。これらを利用することは有用であるが、法規あるいは指針により記載項目が異なるので、計画している臨床試験において必要な記載事項を網羅しているかを確認しておく必要がある。

臨床研究法では「臨床研究法施行規則（平成30年厚生労働省令第17号）」第14条に記載すべき項目が規定され、「臨床研究法施行規則の施行等について（平成30年2月28日医政経発0228第1号　厚生労働省医政局経済課長・医政研発0228第1号　同研究開発振興課長通知）、以下、「施行規則の施行

**表 7-1** 臨床研究法及び人を対象とする生命科学・医学系研究に関する倫理指針で定められている記載事項

| 臨床研究法 | 人を対象とする生命科学・医学系研究に関する倫理指針 |
|---|---|
| 「施行規則の施行等について」：研究の標題、特定する番号、作成日、改訂が行われた場合は改訂番号及び改訂日 | ①研究の名称 |
| 1 実施体制 | ②実施体制<br>㉓業務の一部を委託する場合には、当該業務内容及び委託先の監督方法 |
| 2 背景（当該臨床研究に用いる医薬品等の概要に関する事項を含む。） | ⑥研究の科学性合理性の根拠（必要性と妥当性） |
| 3 目的 | ③目的及び意義 |
| 4 臨床研究の内容 | ④研究の方法及び期間（詳細は下記） |
| 5 対象者の選択及び除外並びに臨床研究の中止に関する基準 | ⑤研究対象者の選定方針<br>⑰研究対象者に緊急かつ明白な生命の危機が生じている状況における研究の判断方法 |
| 6 対象者に対する治療 | ④研究の方法及び期間：研究デザイン、予定研究対象者数及び設定根拠、統計解析の方法、評価の項目及び方法、未承認医薬品・医療機器の場合は概要、既承認医薬品・医療機器の場合は添付文書情報<br>⑲重篤な有害事象が発生した際の対応<br>㉑研究実施後における医療の提供 |
| 7 有効性の評価 | |
| 8 安全性の評価 | |
| 9 統計的解析 | |
| 10 原資料等の閲覧（医薬品等製造販売業者又はその特殊関係者から研究資金の提供を受ける場合に締結した契約の内容を含む） | ⑧個人情報の取り扱い（一部該当） |
| 11 品質管理及び品質保証 | ㉕モニタリング及び監査の実施体制及び実施手順 |
| 12 倫理的な配慮 | ⑨研究対象者に生じる負担並びに予測されるリスク及び利益、これらの総合的評価並びに当該負担及びリスクを最小化する対策<br>㉒研究の実施に伴い、研究対象者の健康、子孫に受け継がれ得る遺伝的特徴等に関する重要な知見が得られる可能性がある場合には、研究対象者に係る研究結果（偶発的所見を含む。）の取り扱い |

（次ページにつづく）

等について」の「2. 法第 2 章関係（11）規則第 14 条第 1 号から第 18 号まで関係」に各項目の詳細が補足されている。指針は本文に項目が記載され、ガイダンスで各項目の詳細が補足されている。実際に実施計画書を作成する際には、項目の確認だけでは不十分であり、「施行規則の施行等について」あるいは「ガイダンス」を確認する必要がある。

表 7-1　つづき

| | |
|---|---|
| 13　記録（データを含む。）の取り扱い及び保存 | ⑧個人情報の取り扱い<br>⑩試料・情報（研究に用いられる情報に係る資料を含む。）の保管及び廃棄の方法 |
| 14　臨床研究の実施に係る金銭の支払及び補償 | ⑱研究対象者等に負担軽減費がある場合には、その旨及びその内容<br>⑳健康被害に対する補償の有無及びその内容 |
| 15　情報の公表 | ⑬研究に関する情報公開 |
| 16　実施期間 | ④研究の方法及び期間 |
| 17　臨床研究の対象者に対する説明及びその同意（これらに用いる様式を含む。） | ⑦インフォームド・コンセントを受ける手続き<br>⑮代諾者からのインフォームド・コンセントを受ける場合の手続き<br>⑯インフォームド・アセントを受ける場合の手続き<br>㉔研究対象者から取得された試料・情報について、研究対象者等から同意を受ける時点では特定されない将来の研究のために用いられる可能性又は他の研究機関に提供する可能性がある場合には、その旨と同意を受ける時点において想定される内容 |
| 18　その他、臨床研究の適正な実施のために必要な事項 | ⑪研究機関の長への報告内容及び方法<br>⑫研究の資金源等、研究機関の研究に係る利益相反及び個人の収益等、研究者等の研究に係る利益相反に関する状況<br>⑭研究対象者等及びその関係者からの相談等への対応 |

※同例であっても記載内容は必ずしも一致していない

表 7-1 に「臨床研究法」と「人を対象とする生命科学・医学系研究に関する倫理指針（以下、「生命科学・医学系指針」)」における実施計画書の記載事項対照表を示す。記載する内容としては同様のものが多いが、項目として比較した場合には一致していないものが多いので、記載する順番、記載漏れがないように配慮する必要がある。

## 3 項目の順番

実施計画書の記載事項の順番は特に定めがあるわけではない。実施には、表 7-1 の「臨床研究法」の順番であることが多い。「2　背景」で臨床試験実施の必要性とその妥当性を明らかにし、その後に、実際の臨床試験の実施手順が続く流れとなっている。臨床試験実施の手順は前半に被験者に実施する手順、後半に試験全体として対応する手順が記載された方が理解しやすい。多職種が参照する文書であることを意識し、臨床試験の準備、実施、そして終了報告に至る過程を順番に反映するとわかりやすいことが多い。

記載項目は表 7-1 を厳守する必要はない。「施行規則の施行等について」では、「研究計画書の記載事項は、臨床研究の内容に応じて記載することとして差し支えない」とされ、該当する項目がない場合には記載を省略できるとしている。また、実施計画書の分量が大きくなりすぎる場合には、目次を作成し、冒頭に臨床試験の項目の内容を 1〜3 ページ程度にまとめた概要を追記すると臨床試験の全体像の把握が容易となる。

この概要の作成により、全体像が容易に把握でき、各項目の関連性や記載内容の齟齬を減らしたり、作成の役割分担を行いやすくなるという利点もある。略語が多く使用される場合には、略語一覧を冒頭に作成すると当該の用語に精通した臨床試験関係者以外の関係者も理解しやすくなる。

## 4 各項目の記載について

研究者が主に記載を担う項目について簡潔にまとめる。

### 4.1 背景

「施行規則の施行等について」では、「当該臨床研究の必要性及び課題設定を明確する観点」から、① 国内外における対象疾患の状況（対象疾患に関する疫学データを含む)、② これまでに実施されてきた標準治療の経緯及び内容、③ 現在の標準治療の内容及び治療成績、④ 当該臨床研究の必要性につながる、現在の標準治療の課題、不明点等、⑤ 当該臨床研究に用いる医薬品等に関する情報を記載することとなっている。

「背景」の記載により、当該臨床試験実施の必要性、リサーチ・クエスチョンが明確となる。そのため、論文やガイドラインの検索等による情報収集と考察を行い、重要度に応じて取捨選択して記載する必要がある。臨床試験の実施手順に関する記載に目が行きやすく、作成が疎かになりやすい項目であるが、論文では「イントロダクション」に相当する部分であり、実施計画書の記載内容で投稿できる程度にまで作り込む必要がある [1)]。

## 4.2　目的

「背景」の記載内容をふまえ、当該の臨床試験により何を明らかにしたいのかを簡潔に文章として記載する。医薬品であれば臨床試験の開発の相により異なってくる。例えば、医薬品開発は、究極的には疾患の治癒あるいは寿命の延長等が目的となるが、第一相試験ではそのような項目を明らかにすることはできず、安全性の確認や薬物動態等となる。このように当該の臨床試験と直結している目的とする。

## 4.3　臨床研究の内容

「施行規則の施行等について」では上述の内容を踏まえ、下記の項目について「臨床研究のデザインをわかりやすく簡潔に記載する」としている。

① 主要評価項目（プライマリー・エンドポイント）及び副次評価項目（セカンダリー・エンドポイント）
② 臨床試験の種類及び手法（例えば、二重盲検、プラセボ対照、群間比較試験等）の説明並びに臨床研究の手順（段階等を図式化した表示等）
③ バイアスを最小限にする、又は避けるために取られる無作為化及び盲検化等の方法、無作為化の手順
④ 当該医薬品等の情報と保管方法等
⑤ 参加予定期間、観察期間、終了後のフォローアップ
⑥ 中止規定又は中止基準
⑦プラセボあるいは対照薬を用いる場合は、その管理方法
⑧ 症例報告書に直接記入され、かつ原資料と解すべき内容の特定

ここの内容は多岐にわたっている。そのため、① の具体的な評価方法や② と③ の詳細は統計解析の項目にまとめたり、④ と⑦の管理については項目を分けたりする方が、わかりやすい場合が多い。専門別、あるいは臨床試験全体における実施時期等に分けて作成することも考慮したい。

## 4.4　対象者の選択及び除外並びに臨床研究の中止に関する基準

患者等が臨床試験に参加できるかどうかを判断するために基準を設けるが、「選択基準」と「除外基準」から成り立つことが一般的である。

「選択基準」は当該の臨床試験によって、あるいは研究が進んだ場合に治

療として適用されることが適切な集団を表す基準である。対象疾患、病期、前治療、年齢、性別、既往疾患、併発症、臓器能（血算、生化学検査等）、同意能力等が基準として用いられる。「除外基準」は、選択基準に該当するが危険性等により臨床試験参加が好ましくないことを示すための基準である。このように、抗がん剤を用いた臨床試験で避妊や授乳中止に同意しない場合等が挙げられる。

併発症と臓器能は選択基準と除外基準のどちらに含めるか判断に迷う場合が実際には多い。また、臨床試験が進むとリスクがある程度わかってくるため、より臓器能が低下していた患者であっても実際の臨床の現状に合わせて臨床試験の参加者に含めることが望ましいこともある。そのため、得られた情報により新たに臨床試験を実施する場合には見直しが必要なこともある。

さらに、被験者保護を意識し、肝機能や腎機能等の臓器能を正常域に近く設定すると、必要な被験者数に達しない、あるいは実際の患者集団と乖離が生じる等の危険性もある。

### 4.5　有効性の評価・安全性の評価

なるべく客観的な指標を用い、評価については広く用いられている判定方法、あるいは査読付論文に掲載されたものをなるべく使用する。また、評価のスケジュールは実臨床とあまり乖離したものではなく、外挿して評価できるように心がける。

実施には来院や検査の日程が変更となることがあるので、適切な許容範囲を設けるとデータの欠落が少なくなる。臨床研究コーディネーターが作成の段階から関与すると実現可能性の検討に有効である。

### 4.6　実施体制

「施行規則の施行等について」では、未承認又は適応外の医薬品等を用いており実施医療機関が追加される可能性がある場合には実施可能な医療機関の要件、研究責任者を始めとする関連業務責任者・業務受託機関の指名、職名及び連絡先を記載することが求められている。指針では、事務局（設置する場合）、個人情報管理責任者についても記載することとなっている。

職名や連絡先は臨床試験実施中に変更されることが実際には多い。そのため、必要以上に多くの関係者を記載すると実施計画書の変更の可能性が高くなる。可能ならば別表の作成が有用である。

## 5 手順書の作成

臨床試験実施には、多くの専門家が係わるため、個々の業務内容をすべて実施計画書に記載すると分量過多となり実際的ではない。そのため、標準業務手順書（SOP: Standard Operating Procedure）を別途作成して運用している。

臨床試験で得られたデータについては、あらかじめ定められた時期、手法により解析がなされなくてはならない。主要評価項目に関する主要な解析方法は、事前に実施計画書に明記しておく必要がある。これは生物統計専門家が行う業務であり、実施計画書には概要が記載され、詳細な手順は手順書によって記載がなされる。臨床研究法では「統計解析計画書」が該当し、臨床研究審査委員会（CRB）及び厚生労働大臣への提出資料となっている。

「**4.3　臨床研究の内容**」の②あるいは③の具体的手順もSOPを作成した方が実施は容易であり、⑧も「症例報告書の作成手順」あるいは「原資料の取り扱い手順」のようにSOPとして準備することが多い。

## 6 手順書の作成

本項では特に研究者が留意すべき事項の概略のみに留まったが、その他の項目は、生物統計専門家、安全性情報専門家あるいは支援部門との十分な相談の上で作成することが望まれる。

【参考文献】
1) PRINCIPLES AND PRACTICE OF CLINICAL RESEACH (4th edition). Academic Press, 2017

【利用可能なサイト・ツール】
- 厚生労働省．臨床研究法について
  www.mhlw.go.jp/stf/seisakunitsuite/bunya/0000163417.html
- 厚生労働省．研究に関する指針について
  https://www.mhlw.go.jp/stf/seisakunitsuite/bunya/hokabunya/kenkyujigyou/i-kenkyu/index.html

# 8 薬剤の試験における用法用量、併用禁忌薬の設定

キーワード 無毒性量、First in Human（FIH）、最小推定投与量

**重要ポイント**

1. 根拠に基づいた用法用量を検討する。
2. 試験薬だけでなく、その薬剤と併用される可能性のある薬剤も検討する。

ヒトへの初回投与量の設定は、被験者の安全を守るために細心の注意が要求される。ヒトに初めて薬剤を投与する First in Human（FIH）試験を行う際には、利用可能な情報は非臨床データに限られており安全性を確保するためには、非臨床の薬理学的用量反応、毒性学的所見、薬物動態を含むすべての非臨床試験データの十分な量とその適切な解釈が必要となる。一般的には適切な動物種で実施された非臨床安全性試験で求められた無毒性量（NOAEL）が重要な情報を与える[1]。

First in Human の用量は、経験則に基づき決定されてきた。体重当たりの投与量で概略の致死量の 1/600 以下、最も感受性の高い動物における NOAEL の 1/60 以下、推定臨床用量の 1/10 以下、最小有効量の 1/5 以下等の値が用いられるが[2]、さらに算出された小さな用量から開始する傾向がある[3]。

ヒトへの初回投与量設定には、以前は体重当たりの動物用量から換算する方法を用いていたが、近年、米国食品医薬品局（Food Drug Administration: FDA）が最大安全初回用量の算出に体表面積換算を用いることを推奨したため[4]、体表面積から換算するようになってきている。わが国でも、動物種ごとの体表面積による換算係数を用いて NOAEL のヒト相当用量（human equivalent dose: HED）を求め、安全係数で割って最小推定投与量（minimum recommended starting dose: MRSD）を求め、MRSD のうち最も低い用量を設定することが多くなってきている。

従来、初回投与量の決定には、毒性所見を元に初回投与量を検討する傾向があったが、最近では薬理作用の過剰発現についても注意が払われるように

なり、薬理作用が発現すると予測される最小作用量（minimum anticipated biological effect level: MABEL）の 1/100 も初回投与決定に用いられている。

第Ⅱ相試験では、第Ⅰ相試験より得られた医薬品の安全性、薬物動態、薬理作用に関する情報を元に用法・用量を決定する。前期第Ⅱ相試験では、薬理作用やそれに基づく反応について検討する POC（proof of concept）試験を実施し、治療として採用すべき最小用量と最高用量の目安を決定する。また後期第Ⅱ相試験では、血中薬物濃度測定を参考にし、用量反応試験を行い用法・用量の指摘用量の幅を決定していく。

一方、臨床の現場では、複数の薬物を処方する場合が多く、併用薬物の相互作用に注意が必要である。そのため新薬の開発においては、生じる可能性のある薬物相互作用の性質とその程度を適切に評価する必要がある。薬物相互作用は、その薬剤と併用される可能性のある薬剤について、被相互作用薬である可能性と相互作用薬である可能性の両面から、非臨床試験データにおいて薬物相互作用の要因について十分に検討する必要がある。

薬物相互作用は、有効性の減弱や副作用の発現、さらにその際の薬物動態（AUC 及び $C_{max}$）の変動を参考に、「併用禁忌」又は「併用注意」を設定する。薬物動態にかかわらず、重篤な副作用が発現する可能性が高く、治療効果の臨床的重要性を上回る場合を「併用禁忌」とし、薬剤による治療効果の臨床的重要性は認められるが、設定した用法・用量の範囲においても血中薬物濃度が逸脱し、患者に処置が必要となる可能性がある場合を、その程度に応じて「併用禁忌」又は「併用注意」とする[5)]。

一般に、薬物相互作用の臨床的影響を予測するためには主要消失経路の影響を定量的に評価することが必要である。そのために、非臨床試験としてヒト組織及び薬物代謝酵素やトランスポーターの発現系を用いた *in vitro* 試験等をまず実施し、相互作用が発現する可能性を検討する。次に臨床薬物相互作用試験を実施して実際の相互作用の程度を確認し、最終的にその結果に基づき、薬物治療への影響を考慮した上で、「併用禁忌」又は「併用注意」を設定する。

薬物動態学的相互作用により臨床上明白な副作用が生じている場合には、臨床相互作用試験自体は実施していなくても、薬物動態の機序が想定でき、薬物動態の適切なモデル解析やシミュレーション等が示された場合には、臨床での併用の可能性等も考慮した上で、注意喚起の記載を検討することもある。



【参考文献】

1) 大橋京一，ほか．医薬品開発と臨床試験．杉山雄一，ほか(編)．臨床薬理に基づく医薬品開発戦略．廣川書店．2006，pp3-14
2) 日本臨床薬理学会(編)．渡邉裕司，ほか(責任編集)．臨床薬理学，第4版．医学書院．2017，pp32-33
3) 尾崎真智子，ほか．日本人健康成人を対象としたFirst-in-Human試験における初回投与量設定に関するレトロステクティブな検討．臨床薬理 2006; 37: 119-126.
4) Guidance for Industry. Estimating the Maximum Safe Starting Dose in Initial Clinical Trials for Therapeutics in Adult Healthy Volunteers
https://www.fda.gov/downloads/drugs/guidances/ucm078932.pdf
5) 「医薬品開発と適正な情報提供のための薬物相互作用ガイドライン」について
https://www.pmda.go.jp/files/000225191.pdf

# 9 研究薬調達計画

キーワード 研究薬、日本製薬工業協会、プラセボ、厚生労働省医薬・生活衛生局監視指導・麻薬対策課

**重要ポイント**

1. 可能な限り製薬企業から協力・支援を得るよう努めるべきであり、製薬企業から研究薬を調達する場合、アカデミアのメリットに加え、研究薬を提供する製薬企業側のメリットも考慮した調達計画を立案する。
2. 日本製薬工業協会（製薬協）より研究者主導臨床研究を支援する指針が示されており、この指針において薬剤（研究薬）の提供等に関する手続きが記載されているので研究薬を調達する際には参考にする。
3. 自ら研究薬を製造・調達することも可能だが、製薬企業からの協力・支援を得ることができるならば製薬企業に委託すべきであり、協力・支援を得ることができないならばOEM等を活用して研究薬を製造し、調達する方法を模索すべきである。

臨床研究とは、ヒト／患者を対象とし、薬物、機器等が引き起こす生体反応を観察することである。複雑系である生体で生じる様々な化学反応、物理化学的反応の最終結果を我々は生体反応として捉えるが、これを正確に見極めるには、生体反応の引金となる手段（ツール）としての研究薬に関して、一点の曇りもなく正確な情報を手元に握っておかねばならない。言い換えれば、研究薬の適切な調達こそが臨床研究の成否の鍵であると言っても過言ではない。

治験では、治験依頼者が、厳格な管理の下に製造し、取り扱いに多少の不備があっても問題がないように設計した研究薬（治験薬）を医療機関に提供する。医療機関は、何の疑いもなく依頼者から提供された治験薬をヒト／患者に適用し、成績を治験依頼者に提供するだけで良い。しかしながら、臨床研究では、この最も注意を払うべき研究薬を医療機関（研究責任者）自身の責任で準備し取り扱わねばならない。

臨床研究に供する研究薬は、大きく分けて、医師（研究者）自身が見出した新規物質（被験物質）、製薬企業が開発中の未承認薬、またすでに市販されている承認薬がある。研究者自身が見出した新規物質については、研究者自身がこれを所有しているので議論の必要はない。したがって、本稿では、製薬企業が開発中の未承認薬及びすでに市販されている承認薬、及びこれら

実薬と同時に臨床研究に必須なプラセボ薬の調達も視野に入れて議論したい。

臨床研究を企画する場合、研究デザイン・プロトコルの立案、これに伴うCRFの作成、データマネジメント、統計解析手法、モニタリング、監査等の計画もさることながら、まずは研究薬の調達・管理、使用に関して綿密な計画を考えねばならない。逆に言えば、いくら研究内容に価値があろうと研究薬が調達できなければ臨床研究が実施できないのは自明の理である。それが未承認薬であれ承認薬であれ、研究薬の調達については、製薬企業の協力なしにはこれは成り立たない。兎にも角にも、製薬企業との良好な関係を築くことを第一に考えるべきである。

## 1 研究薬調達計画

### 1.1 製薬企業の全面的な協力・支援体制が成立している場合

製薬企業との共同研究あるいは委託研究契約が成立し、製薬企業の全面的な協力・支援が得られる場合、研究薬は製薬企業から提供される。研究の内容にもよるが（研究から派生する発明に関して研究者と企業のどちらが権利を有するかを取り決める）、一般には、研究機関と製薬企業との間でMTA（Material Transfer Agreement）を別途締結し、実施しようとする研究目的以外の使用を行わないこと、また、研究終了時には、研究薬を企業に返却あるいは廃棄することを明確にする。MTAを締結した上で、臨床研究の実施時期に合わせて、研究薬の提供時期、管理（保存）方法、研究薬の量、搬入（shipping）に係るコスト（有償・無償）、受入試験の有無等を協議し取り決める。

製薬企業は臨床研究への協力・支援の代償として得られた臨床成績を有効活用し、自らの企業活動に反映することがその主たる要因となると想定されるため、研究薬は無償提供の場合が多い。それゆえ研究者は製薬企業からの協力・支援を得る際、利益相反について十分配慮して調達計画を作成することが重要であり、可能な限り調達計画を立案する際、製薬企業と契約を交わし、契約に基づいて研究薬の供給等に関する協力・支援を得るよう努めるべきである。

### 1.1.1　研究薬が未承認薬の場合

原則、上記に示す通りMTAを締結して製薬企業より研究薬を調達する。一般的に、研究薬の開発が製薬企業主導で進められ、知財関連が製薬企業側に存在する場合、研究薬は製薬企業より提供を受けることとなる。

一方、研究者（医療機関）主導で研究が進められ、かつ研究者側に知財関連が存在する場合、製薬企業は研究薬を製造することが難しい。ゆえに研究者と製薬企業が協議を重ね、共同研究のもと研究薬の製造及び提供を製薬企業へ委託する等、製薬企業の協力・支援を得られる研究組織体制を構築して研究薬を調達するべきである。

研究者主導で開発された研究薬については製薬企業に別途研究薬を製造してもらう必要があるため、MTAを締結する際に製薬企業と十分協議しておくことが肝要となる。なお調達計画もしくは実施計画書（プロトコル）に研究薬の調達方法、調達内容等を記載しておくことも併せて考慮すべきである。

### 1.1.2　研究薬が市販薬の場合

市販薬を用いて臨床研究を実施する場合、研究者は自ら市販薬を購入して調達することも可能であるが、製薬企業の全面的な協力・支援が得られるならば製薬企業とMTAを締結し、研究薬（市販薬）の製造・提供を製薬企業に委託すべきである。

実は製薬協（日本製薬工業協会）では加盟会社間で「対照薬の提供及び譲受に関する申し合わせ」を取り決めている。この申し合わせとは、「新医薬品を開発している製薬企業が比較試験を実施するためには、対照薬を市販品として製造販売している相手会社から入手する必要があり、比較試験に使用される対照薬の提供及び譲受が円滑に実施されることを目的に、製薬協加盟会社間の自主申し合わせとして制定されたもの」と定義されているものである[1)]。この申し合わせには対照薬（市販薬）の提供依頼及び譲渡の手順が記載されているため[2)]、研究薬の調達方法がわからない場合は参考にしてほしい。

### 1.1.3　プラセボを調達する場合

製薬企業の全面的な協力・支援を得る場合、MTAを締結後、製薬企業よりプラセボを提供してもらう。プラセボについては製造も含めて製薬企業に委託するべきであり、MTA を締結する際にも十分協議しておく。なお、調達計画を作成する際、製薬企業がプラセボの製造・供給で発生するコストに関しても有償・無償について明記しておくことが望ましい。

## 1.2 製薬企業から限定的な協力・支援体制がとられている場合

製薬企業との共同研究あるいは委託研究契約が成立しているが、製薬企業の体力（資本面、会社の規模等）もしくは共同研究に対する企業の戦略等により、製薬企業から必ずしも全面的な協力・支援を得られない研究者主導臨床研究も存在する。このようなケースにおいては製薬企業より研究薬を提供してもらうことができない場合もあり、研究薬の調達について何らかの対策を講ずる必要がある。

### 1.2.1 研究薬が未承認薬の場合

研究薬調達については製薬企業と事前に協議・検討し、製薬企業より研究薬提供の可否を確認する。

研究薬の提供が可能ならば、速やかに製薬企業と MTA を締結して研究薬を調達する。MTA 締結後、1.1 同様、臨床研究の実施時期に合わせて、研究薬の提供時期、管理（保存）方法、研究薬の量、搬入（shipping）に係るコスト（有償・無償）、受入試験の有無等を製薬企業と協議し取り決める。

一方、製薬企業より研究薬の提供は難しいと判断された場合、対策としては自ら研究薬を製造するか、もしくは再度製薬企業と協議・交渉することが挙げられる。まずもって対応すべきは製薬企業との再交渉であり、可能な限り製薬企業から研究薬を提供してもらう対策を講ずるべきである。具体的には臨床研究成果に関する権利を優先的に製薬企業が保持できるようにする、あるいは当該臨床研究から派生する臨床研究や基礎研究等についても共同研究して開発し、発明・知財関連に関する権利を優先的に製薬企業が保持する等、製薬企業が協力・支援するに値すると決断しやすいアドバンテージを提供することが有用だと考えられる。

実は PMDA 相談あるいは厚生労働省医政局への事前面談や対面助言に関してもアカデミアの支援を受けることは製薬企業にとって大きなアドバンテージであると感じており、このような支援を積極的に提供していくことで製薬企業からの協力・支援を得られることも可能となる。

しかし、どうしても諸事情により製薬企業から研究薬の提供が不可となる場合は自ら研究薬を製造することも考慮しなければならない。自ら研究薬を製造するケースとなる場合、1.4 を参照されたい。

### 1.2.2 研究薬が市販薬の場合

1.2.1 同様、研究薬調達については製薬企業と事前に協議・検討し、製薬企業より研究薬（市販薬）提供の可否を確認する。

研究薬（市販薬）の提供が可能ならば、速やかに製薬企業と MTA を締結して研究薬を調達する。MTA 締結後、1.1 同様、臨床研究の実施時期に合わせて、研究薬の提供時期、管理（保存）方法、研究薬の量、搬入（shipping）に係るコスト（有償・無償）、受入試験の有無等を製薬企業と協議し取り決める。

一方、製薬企業から研究薬（市販薬）の提供が難しい場合、研究薬を調達する方法として自ら市販薬を購入する、あるいは再度製薬企業と協議・交渉する等が挙げられる。

自ら市販薬を購入する場合、小規模の臨床研究ならば対応可能だが、比較的大規模な臨床研究を企画する場合、薬剤費がかなり高額になるとが予想されるため、製薬企業の協力・支援が得られる範囲においては可能な限り製薬企業から研究薬（市販薬）を提供してもらう方法を模索するべきである。

製薬協では研究者主導臨床研究への支援に関する基本的な考え方が示されている。この「製薬企業による臨床研究支援の在り方に関する基本的考え方[3)]」では「2. 臨床研究への支援の在り方に関する基本的考え方」として

（1）自社医薬品に関する臨床研究に対する資金提供や物品供与等の支援は契約により実施すること

と記載されており、契約に基づく限りにおいて製薬企業からの臨床研究への支援を可能としている。

さらに、この基本的考え方に基づき、「医療用医薬品を用いた研究者主導臨床研究の支援に関する指針」が作成されている[4)]。

この指針では、研究者主導臨床研究を支援するに製薬企業が留意すべき

事項が提示されており、その項目として薬剤提供についても記載があるので研究薬調達計画を作成する際参考にしてほしい。

なお製薬協ホームページ「研究者主導臨床研究」[5]には上記指針に加え、臨床研究の在り方説明資料（指針の具体的な説明）、契約書のひな形（JAPhMed版）も表示されている。これらも併せて参考にされたい。

### 1.2.3 プラセボを調達する場合

プラセボについては製薬企業が製造していない場合も多く、この限りにおいて製薬企業はプラセボを提供することができない。

製薬企業との共同研究あるいは委託研究契約が成立しているが、製薬企業の体力（資本面、会社の規模等）もしくは共同研究に対する企業の戦略等により、製薬企業から必ずしも全面的な協力・支援を得られない研究者主導臨床研究において、製薬企業へプラセボを製造し提供してもらうことを積極的に依頼することは難しい。

ただ、製薬企業からの協力・支援を得ることが可能な組織体制を構築しているならば、製薬企業との協議・交渉によりプラセボ製造及びプラセボの提供を委託すべきである。臨床研究の必要性、研究成果の権利、さらにはプラセボ製造及び提供にかかるコスト等を協議・検討することで製薬企業の協力・支援を取り付けられるよう研究者が対応可能な範囲で交渉を行うことが重要である。

しかし、どうしても製薬企業の協力を得ることができず、プラセボを使用する臨床研究を実施しなければならない場合は自らプラセボを製造し、調達する必要がある。自らプラセボを製造・調達する場合は1.3.3を参照されたい。

## 1.3 製薬企業の協力・支援を得られない場合

製薬企業と共同研究あるいは委託研究契約が成立しておらず、製薬企業からの協力・支援を得ることができない研究者主導臨床研究においては研究薬を調達すること自体が容易ではない。特に未承認薬やプラセボ等はその製造及び提供について製薬企業に協力・依頼することは難しいため、研究者自ら製造して調達する方法を模索する必要がある。

しかし、市販薬に関しては知財関連も未承認薬と比して許容範囲が大きく、製薬企業との協議・交渉次第では提供してもらうことも可能である。

研究薬は臨床研究の成果に大きく影響を及ぼす重要なファクターであり、高品質な研究薬をどのように調達するかは極めて重要な項目となる。

ゆえに研究薬調達については可能な限り製薬企業との協力関係を構築すべきであり、1.1 のように共同研究や委託研究契約を締結する方法が最もベストな選択といえる。ただ、研究内容や研究薬によって製薬企業の協力・支援を得られない臨床研究も存在しており、製薬企業と協議・交渉を進めながら研究薬を調達できる最善の方法を模索しなければならない。

### 1.3.1　研究薬が未承認薬の場合

製薬企業と共同研究あるいは委託研究契約が成立していない限りにおいては製薬企業より研究薬として未承認薬を提供してもらうことは極めて難しい。この場合、研究薬を調達する方法として、「2. 研究薬を調達する際の具体的な対応（p.72〜）」等が挙げられる。製薬企業とコンタクトがない場合、医療機関を訪問する MR（Medical Representative）は重要なキーパーソンとなる。

### 1.3.2　研究薬が市販薬の場合

上記の通り、製薬企業と共同研究や委託研究契約等が成立していない場合でも市販薬を研究薬として提供してもらうことは医薬品の知財及び権利を考慮してもそれほどハードルが高いものとは思えない。

製薬企業が自ら販売している市販薬を研究薬として提供することがどうしてもできない場合や、原則、製薬企業との間で共同研究や委託研究契約等が成立していない場合は製薬企業への依頼は難しく、研究者は市販されているものを自ら購入して調達する方法を取らざるを得ない。

### 1.3.3　プラセボを調達する場合

プラセボについては製薬企業においても治験等で自ら臨床試験を実施している場合を除き、プラセボを製造しているケースは少ない。

また、製薬企業としても別途プラセボを製造して提供していくことは企業利益及び企業活動から鑑みても積極的な行動をとる動力にはなりえない。ゆえに製薬企業の協力・支援が得られない状況において、自らプラセボを製造し、調達する以外に方法はない。

自らプラセボを製造する場合、自施設の薬剤部の協力を得る必要があり、薬剤部と協議・連携を踏まえて院内製剤としてプラセボを製造する。必要ならばコーディングや盲検化対応等、臨床研究デザインに併せて製造するが、製造する際プラセボの品質管理には十分注意するべきである。

具体的にはGMP（医薬品及び医薬部外品の製造管理及び品質管理の基準に関する省令）基準を可能な限り満たすことが求められる。もし自らの病院もしくは研究室がGMP基準を満たしていない場合はGMP基準を満たす設備を有する他の医療機関に製造を委託し、提供してもらう等の対応を検討するよう努めるべきである。

なお、プラセボの製造については基本的にGMP基準を満たすことが要求されるが、アカデミアにおける製造かつプラセボ製造ということを考慮した場合、厚生労働省医薬・生活衛生局監視指導・麻薬対策課[6)]に相談することを推奨する。

プラセボ製造に関するいくつかの見解を提示してもらうことができ、研究者にとって参考となるものも多く、可能な限り相談しておく方がよい。

### 1.4　製薬企業より一切の協力・支援を拒否された場合

製薬企業と共同研究あるいは委託研究契約が成立しておらず、製薬企業からの一切の協力・支援を得ることができない研究者主導臨床研究においては製薬企業より研究薬を調達することが極めて困難である。

特に、製薬企業が研究者主導臨床研究への協力・支援を実施しないのみならず、市販薬の使用禁止も含めた臨床研究への協力・支援を拒否する場合、研究者は実薬・プラセボを問わず、すべての研究薬を自ら製造・調達しなければならない。

原則として、原薬から薬剤を製造する場合、物質特許及び製造特許は製薬企業が有しており、製薬企業の許可・協力なしでは研究薬の製造はできない。しかし、知財の権利が消失したものについては研究者が製造することもできるため、研究者は自施設において研究薬を院内製剤として製造する、もしくはOEM（Original Equipment Manufacturing）で製造することを検討する必要がある。

OEM受託を専門とする企業（CMO: Contract Manufacturing Organization）もあるのでこれら企業へ製造委託することも考慮すべきであるが、すべて有償となるため研究資金の確保は必須となる。

## 2 研究薬を調達する際の具体的な対応

研究薬を調達する際、上記で示した通り可能な限り製薬企業の協力・支援を得るよう努めるべきであり、製薬企業との契約に基づいた研究薬調達計画を作成すべきである。本来、製薬企業との共同研究を進める方法がベストであり、製薬企業との十分な連携を踏まえた組織体制を構築するべきである。

しかしながら、製薬企業との連携や協力なしで進めている臨床研究もあることから、これら研究を進める研究者にとっての研究薬調達についても別途考える必要がある。ただ、自ら研究薬を製造・調達する方法はあまり現実的とは言えず、可能ならば製薬企業への研究薬製造及び提供を検討すべきである。

そこで製薬企業への協力・支援を依頼する場合、以下の方法を活用すると比較的容易に企業からの協力・支援を得ることができるので検討されたい。

### 2.1 製薬企業への相談

企業のメディカルアフェアーズ（MA）部門又はメディカルサイエンスリエゾン（MSL）部門との交渉を踏まえて情報を整理し、MA 又は MSL より営業支店長、営業部長、さらには開発部長等へ情報を伝達してもらい、最終的に企業として臨床研究に対して協力・支援を検討してもらう。

### 2.2 製薬協への相談

製薬協では研究者主導臨床研究への支援に関する基本的な考え方を提示している。製薬協内には医薬品評価委員会があり、この委員会では医薬品の研究、開発及び市販後安全対策・適正使用を推進するため、これら各段階での技術・規制等に関する調査・研究を行い、政策提言及び啓発活動を行っている[6)]。

まず製薬協に対して研究薬の調達等に関する支援を依頼するならばこの医薬品評価委員会を窓口として、事務局への相談を検討する。

### 2.3　厚生労働省医薬・生活衛生局監視指導・麻薬対策課への相談

1.3.3 でも示した通り、プラセボを院内製剤で調達したいと考える場合、厚生労働省医薬・生活衛生局監視指導・麻薬対策課に相談することを推奨する。プラセボの品質等についていろいろとアドバイスをもらえるので研究者にとって参考になるものも多いと考えられる。

【利用可能なサイト・ツール】

1）対照薬の提供及び譲受に関する申し合わせ.
https://www.jpma.or.jp/basis/guide/control.html
2）製薬企業による臨床研究支援の在り方に関する基本的考え方.
https://www.jpma.or.jp/basis/clinical_research/lofurc0000001xiq-att/update.pdf
3）医療用医薬品等を用いた研究者主導臨床研究の支援に関する指針.
https://www.jpma.or.jp/information/evaluation/results/message/tcjmdm0000001d90-att/MA_KT4_20201012_IIR_GL.pdf/
4）日本製薬工業協会．自主基準
https://www.jpma.or.jp/about/basis/clinical_research/
5）日本製薬工業協会．臨床研究
https://www.jpma.or.jp/basis/clinical_research/index.html
6）日本製薬工業協会．委員会の活動内容
https://www.jpma.or.jp/about/jpma_info/iinkai.html

# 10 データマネジメント体制

キーワード 品質管理システム、リスクに基づくアプローチ、重要データ、プロジェクトチーム

重要ポイント
1. 品質管理システムを理解する。
2. 試験実施計画書からレビューに参加する。
3. 重要データを理解する。

## 1 データマネジメントとは

データマネジメント（DM）とは、試験実施計画書に基づいて収集されるデータの品質維持並びに管理を行うことであり、試験における品質管理とは、試験の信頼性を確保するための仕組み作りである（図 10-1）。

データマネジメントは狭義の意味ではデータ入力や収集データチェックを意味するが、広義の意味では、試験実施計画書作成段階から、報告書になるまでの各段階でのデータの品質管理になる。そのため、試験にかかわる様々な人との協働においてのデータの品質管理体制をつくることが重要である。

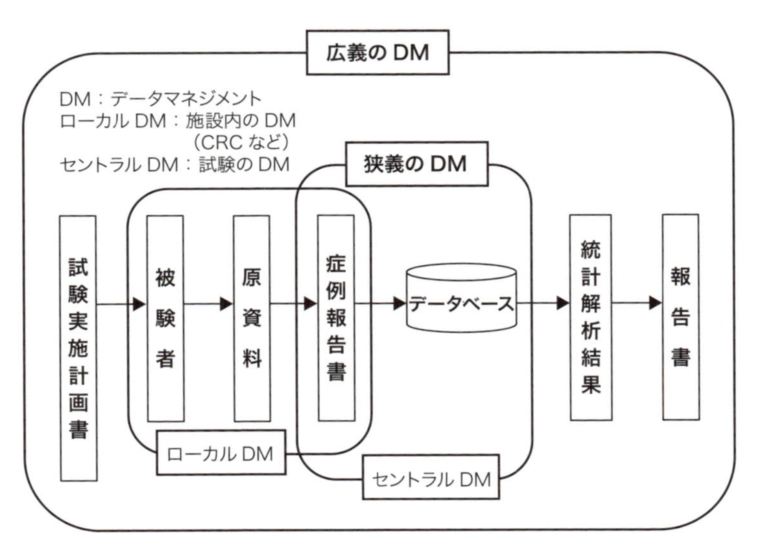


図 10-1　データマネジメントの範囲

昨今、リスクベースドアプローチが注目され、従来の後追いのチェックにおいてエラーをなくすという方法から、前向きにエラーの根本原因を考え、エラーの制御・予防するということがデータの品質管理に重要であるという考えがようやく広まってきた。

つまり、データマネジメントはデータマネージャーのみならず、試験にかかわるすべての人との協働により成り立つものと考えられる。

## 2 データマネジメントの体制づくり

データマネジメント体制は、臨床試験の品質管理システムの一環として試験開始前に構築しておく必要があり、品質管理を実施するためには、役割、責任が明確になった手順が重要となる。

データマネジメントは主に以下の役割がある。

- データマネジメント担当者
  解析に耐えうるデータになるよう、収集データに関するイニシアティブをとる
- データマネジメントシステム担当者
  データの捏造及び改竄の防止を含み、意図した通り（データの完全性、正確性、信頼性が確保できる）のシステムを構築する
- トレーニング担当者
  システム使用者に対して、セキュリティ、アクセス権及び使用方法を指導する

### 2.1 データマネジメントの業務

データマネジメントの業務範囲は、組織により異なると考えられるが、ここでは、主に仕様を作成しクリーニングを実施するデータマネジメント担当者、仕様に基づきデータマネジメントで使用する電子データ処理システムを構築するデータマネジメントシステム担当者及びER/RS指針で求められている電子データ処理システム使用前の教育をするトレーニング担当者ごとに主な業務を以下に記載する。

もちろん、ここに記載したものすべてがデータマネジメント部門における

実際の業務とはならない場合もあるが、データの品質管理及び品質保証をする上では必要な業務となると考えられる。

**主にデータマネジメント担当者の仕事**

1. 試験実施計画書レビュー
2. DM 計画書の作成
3. データクリーニング計画書の作成
4. 症例報告書見本の作成
5. 症例報告書記載の手引きの作成
6. データ入力規則の作成：紙ベース症例報告書の場合
7. データ入力・修正：紙ベース症例報告書の場合
8. 臨床検査施設基準値管理
9. 外部データの手順作成：症例報告書以外で収集するデータがある場合
10. コーディングマニュアル作成
11. DM システムの受け入れテスト
12. データクリーニング：個々の症例データを目視でチェック、リスティング等を使用したチェック、コンピュータによるチェック
13. データの傾向分析：問題点を抽出し、根本原因を考え、プロセス改善に繋げる
14. 有害事象等のコーディング
15. コーディング辞書の管理
16. 症例報告書と重篤な有害事象との照合
17. 症例データの固定
18. 逸脱の抽出
19. データマネジメント報告書作成

**主にデータマネジメントシステム担当者の仕事**

20. データベース構築
21. 入力画面作成
22. エラーチェックプログラムの設定

23. システムテスト計画の作成
24. システムテスト
25. 各種帳票プログラムの作成

**トレーニング担当者（DM 担当者又はシステム担当者）の仕事**

26. 電子データ処理システム使用前の教育

## 3 開始前の準備

データマネジメント業務におけるリスクに基づくアプローチを実践するためにも、準備段階ではプロジェクトチームメンバーでリスク評価を行うことが重要である。

この準備段階のチームワークがその後の品質管理に大きく影響するため、非常に重要なステップである（図 10-2）。

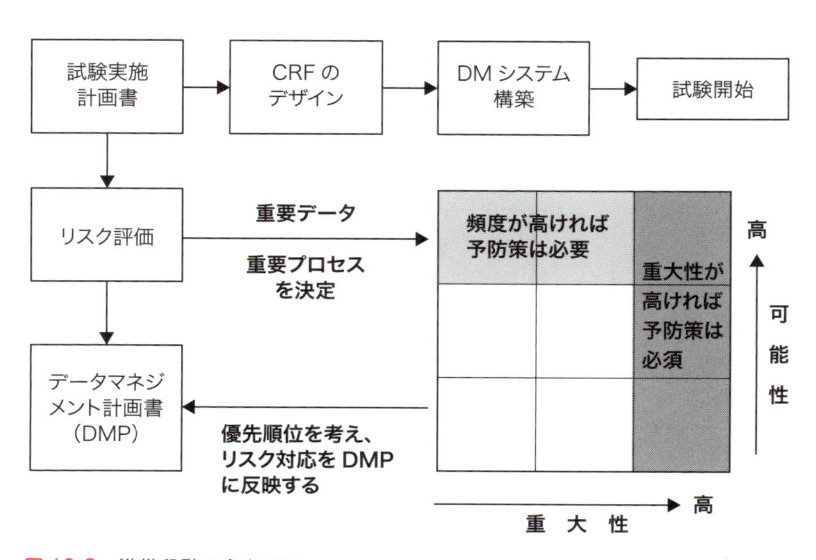


図 10-2　準備段階の主なフロー

## 3.1 試験実施計画書レビュー

試験実施計画書の骨子段階からプロジェクトチームで協力するプロセスができ上がっていることが望ましい。データマネージャーが試験実施計画書レビューをする場合、以下の点に焦点をあててレビューを行う。

① 必要な項目が明確か

- 主要評価項目は何か
- 副次的評価項目は何か
- 必要な項目、時期が網羅されているか

② データ収集の方法は明確か

- 用語の一貫性はとれているか
- 重複データはないか
- 不要なデータ収集はないか

**よくある DM からの指摘事項：**

- 評価項目が明確でないため、収集するデータがわからない。
- 必要なデータ項目の記載がない。
  - ▶除外基準に妊婦、妊娠している可能性のあるものとあるが、必要な検査項目の妊娠検査の記載がない
- 試験実施計画書内での用語の一貫性がない。同じ用語を使用して、他の意味であったり、異なる用語を使用して、同じ意味であったりする場合がある。
  - ▶試験薬を一時休止する場合
  - ▶試験薬を一時中断する場合
  - ▶試験薬を休薬する場合
- 本文中の記載とスケジュール表の内容が異なる。

## 3.2 症例報告書のデザイン

CRF をデザインする場合、以下の手順で行う。試験実施計画書が要求仕様書となり、試験実施計画書より必要なデータを抽出するところから始まる。総括報告書、論文等で研究のエビデンスとして何を発表したいのかを、この時点で知っておく必要がある。

① 作成：試験実施計画書で定められたデータが網羅されているか

- 求めるエビデンスが得られるか
- コーディングする項目は決定しているか
- CDISC 標準 /CDASH を考慮して、項目、選択肢が用意されているか

② レビュー：プロジェクトチームレビューを行う

- 試験開始後の修正をなくすために、それぞれの役割に応じたレビューを実施する

③ 承認：CRF のデザインを固定する

参考までに、CDASH のベストプラクティスを表 10-1 に示す。

表 10-1　3.2 データ収集ツールの作成において推奨される手順より一部抜粋

| | 手　順 | 根　拠 |
|---|---|---|
| 1 | 必要なデータのみの収集<br>CRF では重複したデータ収集を避け、代わりに試験実施計画書で規定された項目への回答と十分な安全性及び有効性データの抽出に必要となるデータのみを収集するべきである。 | データ収集に要する費用や時間という問題があるため、通常、解析と製品の安全性評価に使用するデータのみが CRF で収集されるべきである。統計担当者は、解析に必要なデータが CRF ですべて収集されることを確認する責任を負う。 |
| 2 | 管理<br>CRF の開発のライフサイクルは、設計、レビュー、承認及び変更管理の手順を含む正式に文書化された手順書を用いた管理された手順であるべきである。 | CRF の開発手順が管理されていれば、CRF が各企業の標準及び手順に適合していることを保証するのに有用となる。 |
| 3 | 十分なレビュー<br>CRF の設計に携わるスタッフは、提案されたデータが収集可能であることを確認するため、試験実施計画書をレビューしておくべきである。 | レビュー担当者を様々な部署から募ることで、CRF が記入 / 入力しやすく、かつ安全性及び有効性の評価に役立つものとなる可能性を高めることができる。 |
| 4 | 試験実施施設のワークフロー<br>データ収集ツールの開発チームは、試験実施施設でのワークフローと治療の標準を考慮するべきである。 | CRF は、試験実施施設のスタッフにとって迅速かつ容易に記入できるものであるべきである。臨床業務スタッフは、試験実施施設のワークフロー及び手順との互換性について、CRF をレビューするべきである。 |
| 5 | 標準の採用<br>可能な限り CDASH 標準を使用して、必要に応じて試験依頼者独自の標準を開発するべきである。 | データ収集標準を採用すれば、複数の化合物と治療領域にわたって医薬品開発のすべての段階で時間及び費用を節約することが可能となる。 |
| 6 | 明快さ<br>CRF の質問文や記載要領によって試験実施施設を「誘導」してはならない。 | データは、研究データにバイアスやエラーが生じない方法で収集されるべきである。質問文は明快で曖昧性を排したものとするべきである。 |
| 7 | 翻訳<br>CRF の他言語への翻訳は、適切な専門家による別個のレビューと承認と同様の手順であるべきである。 | 収集データの完全性を確保するため、他言語に翻訳される CRF も、元の CRF と同じ手順に沿って開発されるべきである。 |

（次ページにつづく）

表 10-1　つづき

| | | |
|---|---|---|
| 8 | CRF 記載要領<br>CRF の質問文はできるだけ明快な表現とし、別途指示の必要性を減らすべきである。指示は可能な限り標準化するべきである。 | CRF の説明や記載要領を簡潔に記載することで、それらが読まれて遵守される可能性が高まり、問い合わせの数と全体のデータクリーニングの費用を削減することにつながる。さらに指示を標準化すれば、すべての試験実施施設が各フィールドの記入時に同じ規則を使用することが保証される。 |
| 9 | データクリーニングのプロンプト<br>データベースには、検査 / 評価が実施されていないことを示す項目も含めるべきである。 | これにより、データフィールドに欠測データがあるのであって、見落としではないということを確実に把握することができる。 |
| 10 | データベース化の対象<br>通常、CRF で収集したデータはすべてデータベース化するべきである。 | 報告や解析に必要ではないが、収集した方が試験責任者又はモニターにとって有益となるデータについては、ワークシートで収集することが推奨される。 |

（出典：CDASH 18 January 2011 の推奨されるベストプラクティス）

## 3.3　データマネジメントシステムの構築

データマネジメントシステム（図 10-3）は ICH-GCP5.5.3 に準拠して作成する。少なくても以下を満たすことが求められる。

① 構築：仕様に基づき構築

- 試験実施計画書より CRF のデザイン
- データ項目の定義
- エラーチェック用のプログラム仕様
- データベース構築

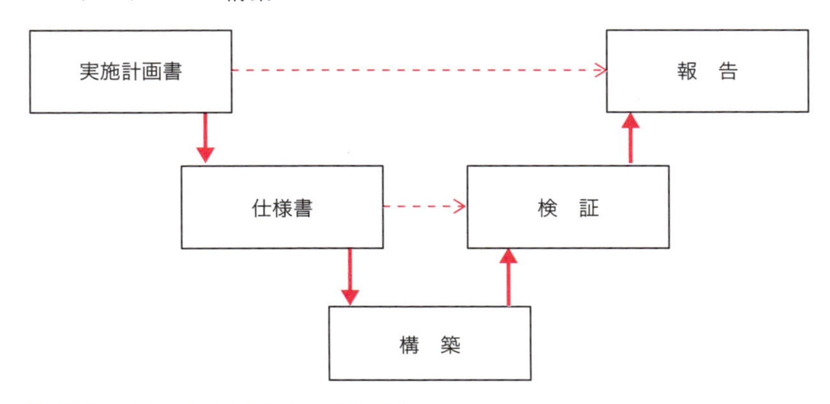


図 10-3　DM システム構築の V 字モデル

- 入力画面構築
- エラーチェック用のプログラム設定

② テスト：要求通りにできているかをテストする

- テスト計画を立てる
- テストデータ作成
- テスト計画に従い実施

③ 報告：要求通りにできていることを証明する記録

- テスト結果を報告
- 承認➡システムをリリース

データマネジメントシステムはICH-GCP5.5.3に準拠して作成する。ICH-GCPでは、以下を満たすことが求められる。

> ICH-GCP 5.5.3 電子データ処理システム及び（又は）遠隔操作電子データシステムを用いる場合、治験依頼者は、
> (a) 電子データ処理システムが、完全性、正確性、信頼性及び意図された性能についての治験依頼者の要件を満たしていることを保証し、文書化する（すなわちバリデーション）。
> (b) これらのシステムを使用するための標準業務手順書を整備する。
> (c) システムが、入力済みデータを消去せずに修正することが可能であり、また、修正の記録を文書で残すことが可能である（すなわち監査証跡、データ入力証跡、修正証跡が残る）ようにデザインされていることを保証する。
> (d) 許可なくデータにアクセスすることを防止するセキュリティ・システムを整備する。
> (e) データの修正を行うことを許可された者の名簿を整備する（4.1.5及び4.9.3参照）。
> (f) データの適切なバックアップを行う。
> (g) 盲検化を行う場合は、盲検性を保全する（例えばデータの入力及び処理において盲検性を保持する）。

## 3.4 データマネジメント計画書（DMP）

データマネジメント計画書は、データの**品質管理システム**を文書化したものであり、データマネジメントの役割をプロジェクトチームメンバーに知ってもらうという目的もある。

DMPには、データの品質確保と維持を効率的、効果的に実施するための

DMの役割、手順を示し、試験のライフサイクルを通じて、必要があれば変更していく。

① **作成**：試験実施計画書レビュー時に洗い出した**リスクに基づき**、DMの行う品質管理業務を記載する
- 準備段階のプロセス
- 実施中のプロセス
- 終了時のプロセス

② **レビュー**：プロジェクトプロジェクトチームレビューを行う

③ **承認**：DMPを固定する
承認後、プロジェクトチームメンバーに周知する

## 3.5 データクリーニング計画書（データチェック計画書）

**重要なデータ**とそれ以外のデータとで**リスクに基づき**、バリデーション（クリーニング）計画を立てる。この計画に沿ってデータをクリーニングするため、プロジェクトチームレビューの前にはこの文書のもつ意味をプロジェクトチームメンバーと正しく共有しておくことが重要である。

また、リスクに応じた計画を立てるために、この時期までには、**重要データ**を抽出しておく必要がある。

① クエリを出す内容を計画する
- 重要なデータの場合
- 重要なデータ以外の場合

② **レビュー**：プロジェクトチームレビューを行う

③ **承認**：内容を固定する

## 3.6 アクセス権の管理とトレーニング

データマネジメントシステムを利用する場合、セキュリティを確保するために、アクセス権の管理とトレーニングは必須である。

① ユーザーがシステムを使用する場合は、システムへアクセスするためのアクセス権の管理を行う

② アクセス権を付与するために、セキュリティ、操作方法等のトレーニングを実施する

**【参考文献】**

1) ICH-GCP1.47 治験の品質管理　Quality Control (QC)
2) ICH-GCP 5.1 治験の品質保証及び品質管理
3) GCDMP：Good Clinical Data Management Practices
4) GAMP5
5) ISO9001 2015
6) ICH E6 R2
7) 辻井 敦．臨床試験データマネジメント - データ管理の役割と重要性 -
8) 品質リスクマネジメントに関するガイドライン
9) Zozus: The Data Book
10) Clinical Data Acquisition Standards Harmonization (CDASH)．18 January 2011

**【利用可能なサイト・ツール】**

・富士通．HOPE eACReSS
https://www.fujitsu.com/jp/solutions/industry/healthcare/products/eacress/
大学病院臨床試験アライアンスと富士通とで共同開発された EDC。富士通から商用 EDC としてリリースされている。インタフェースに Microsoft Excel を採用することで、IT に関する専門的な知識がなくてもシステム設定が可能であり、研究者自身での運用が想定されている。完全日本語対応。

・大阪市立大学．REDCap ポータル
https://www.hosp.med.osaka-cu.ac.jp/self/hyokac/redcap/about.shtml
世界のアカデミアで最も利用されている EDC。日本では大阪市大を中心に普及が進んでおり、Vanderbilt 大学と契約すれば、各大学でも無償での利用が可能。日本語対応も可。

# 11 モニタリング計画

キーワード モニタリング、モニタリング手順書、モニタリング計画書

重要ポイント
1. モニタリングとは？　モニタリングと監査の違い。
2. 臨床研究の目標、品質方針、品質目標に基づくモニタリング計画。
3. 当該臨床研究のコスト（研究費、予算）、リソース、タイムスケジュール、予想されるリスク（研究実施体制のリスク、研究特有のリスク）等の把握。

## 1 研究責任医師の責務

臨床研究法施行規則第17条では、「研究責任医師は、研究計画書ごとにモニタリングに関する一の手順書を作成し、当該手順書及び研究計画書に定めるところにより、モニタリングを実施させなければならない」と規定されている。

本項では、研究責任医師がモニタリングについて検討する際に必要な事項について説明する。

## 2 モニタリング手順書

研究責任医師は、研究計画段階からモニタリングの実施について検討し、手順書を作成する。モニタリング手順書とは、研究責任医師が適正にモニターにモニタリングを実施させるために定める実施手順をまとめたものである。

大学病院に設置されたモニタリング部門にモニタリングを依頼する場合には、モニタリング部門にてモニタリングに関する標準業務手順書が規定されている場合もあるため、学内の手順書を確認する必要がある。すでに規定されたモニタリング手順書を用いることで支障がなければそのまま使用するが、必要に応じて、モニタリング部門と協議の上、別途、当該臨床研究に基づいたモニタリング手順書や指示書等を作成することも可能である。

モニタリング業務を外部委託する場合、学内にて規定されたモニタリング

手順書に従って実施することも可能であるが、外部委託業者の担当者と協議の上、別途モニタリング手順書を作成することも可能である。適宜相談の上、対応するものとする。

「人を対象とする生命科学・医学系研究に関する倫理指針」及び「臨床研究法」に基づく臨床研究を実施する場合には、倫理審査委員会への審議資料としてモニタリング手順書を提出する必要がある。また、内容を変更した場合も倫理委員会へ変更申請が必要である。

### 2.1 モニタリング手順書の作成

研究責任医師は、モニタリング計画において当該臨床研究のコスト（研究費、予算）、リソース、タイムスケジュール、予想されるリスク（研究実施体制のリスク、研究特有のリスク）等を把握した上で、当該臨床研究の目標、品質方針、品質目標に基づき、誰に、いつ、どのような方法でモニタリングを実施させるのか（モニタリング方法）を検討することが最も重要な作業となる。実際には、臨床研究計画段階からモニタリング部門もしくは外部委託業者と協議を重ね、実施可能なモニタリング体制を構築する準備を始めることが重要となる。

モニタリング体制、方法等が決定したら、モニタリング手順書を作成する。モニタリング手順書には、実施体制とその役割、モニターの指名、モニターの要件・責務、モニタリングの方法（中央モニタリング、施設モニタリング）、モニタリングの報告手順、モニタリング手順書の変更（改訂）手順等について記載する。

## 3 モニタリング計画書

研究責任医師はモニタリング手順書を補完する目的で、より詳細なモニタリングの手順を定める必要があると判断した場合にモニタリング計画書を作成する。よって、モニタリング手順書において十分に手順が確認できる場合は、必ずしもモニタリング計画書を作成する必要はない。モニタリング計画書は、研究責任医師の判断のもと必要に応じて作成することができる。

### 3.1 モニタリング計画書の作成

モニタリング計画書には、モニタリング手順書に規定した手順をより具体的に示す。例えば、各担当者の役割と責務の明確化、モニタリングの方法（中央モニタリング、施設モニタリング）に関するより具体的な規定（モニタリング頻度、モニタリング対象項目、リスクコントロール等）、モニタリング報告に関する詳細な規定、モニタリング計画書の変更（改訂）の基準等、必要に応じてモニタリング計画書に規定する。

モニタリング計画書の作成においても、モニタリング部門もしくは外部委託業者と協議の上、実施可能な手順を規定することが重要である。


【参考文献】

1) 臨床試験のモニタリングと監査に関するガイドライン. 臨床薬理 2015; 46: 133-178.
2) 中央モニタリングに関する共通ガイドライン（JCTN-モニタリングガイドライン）-ver1.0-, 国立がん研究センター研究開発費 26-A-22「共同研究グループ間およびがん診療連携拠点病院間の連携によるがん治療開発研究の効率化と質的向上のための研究」班（主任研究者：福田治彦）のデータセンター連携小班（小班長：中村健一）,2015.4.1
3) Guidance for Industry Oversight of Clinical Investigations — A Risk-Based Approach to Monitoring, U.S. Department of Health and Human Services Food and Drug Administration, 2013.8

【利用可能なサイト・ツール】

・東北大学ネットワーク事務局. モニタリング　～臨床研究の信頼性確保～ https://www.mextnw.hosp.tohoku.ac.jp/handouts/002/wp/

7
COLUMN

## リスクに基づくモニタリングから リスクに基づく品質管理計画へ

10年前リスクに基づくモニタリングがスタートした。この手法でOff-site、Centralモニタリングを中心に行い、問題が発生したら、On-siteを広げると予定してスタートしたところ、結局、次々と問題が発生し、全施設のOn-siteモニタリングとなってしまったという、なんとも困った事案が発生した。

さて、何が問題だったのか？ 品質管理とは何か？ 品質管理目標は適切であったのか？ アカデミア、PMDA、産業界で連携して作成された「モニタリングに関するガイドライン」はとてもわかりやすい解説策である。

一方で、現在はもう一歩この手法が進み、リスクに基づく品質管理計画が行われるようになりつつある。IQRMP（統合されたrisk management plan）のもと、CTQ一覧が作成され、重要なデータ及びプロセスに関するリスク軽減策が準備されることになる。近年の研究計画書では、具体的にリスクが記載されているものも存在する。試験中は、この手法に基づき、データマネジメントとモニタリングを行うこととなる。

しかし、考え方の原則として品質管理には、私たちは、モニターに任せるのではなく、関係者すべてが自ら品質管理を行うという認識が必要である。まずは、品質管理を具体的に、自らが何をできるのか、何をしなくてはならないのか、ということからスタートするのが良いと思われる。

もし冬山に行く場合、事前にどんなリスクがあるか考えてそれを回避するための準備をする。これも日頃から行っている品質管理である。もっとも、危険なので行かないというリスク回避策もある。

8

COLUMN

## リスクベースドモニタリングとIC ～ある出来事～

わが国で最初に「臨床試験のモニタリングと監査に関するガイドライン」を発表したのは2015年である。当時、渡邉裕司先生の研究班で、アカデミア、行政、産業界が合同でこれを作成した。

作成の過程で、米国FDAが企業向けに発出しているリスクベースドモニタリングのガイドラインを参考にした。リスクの特定を行い、そのリスクに応じてモニタリングの手段をOn-site、Off-site、Centralとすることが記載されていた。臨床試験の先進国であり、様々な手本を示している、そんなFDAのガイダンスで最初に必要なリスクはなんとICであった。

そして、ICのコピーをデータセンターにFAXすると記載されていた。これは確実なリスク回避策であり、Off-siteモニタリングの役割を十分に満たしていることを理解できた。一方で、米国でICが一番のリスクとは、それだけICの重要性と危険性を誰もが認識しなければならないことをこのガイダンスは示していた。

ガイドライン作成の過程で、ICとは、ベルモント三原則の自己決定権を行使するためのものであることも、その重要性とともに思い出す出来事であった。

ところで、近年、観察研究についての重大な倫理指針違反が明らかになった。過去の承認された計画書に、新たな計画が含まれるという解釈の下、類似の研究の場合、承認を新たに得る必要がないという主張である。一方で、新しい計画について、同意撤回のチャンスを奪ったという痛烈な批判があった。それはまさに、自己決定権を行使できないという批判である。

# 12 監査計画

キーワード 品質管理・品質保証、信頼性確保、監査手順書、監査計画書、監査証明書、監査担当者、リスクベーストアプローチ、是正措置・予防措置（CAPA）

重要ポイント

1. 臨床研究における被験者の保護及びデータの信頼性の確保が必須。
2. 臨床研究の信頼性確保、品質確保は研究者の責任。
3. 品質保証のために、研究実施から**独立した立場**で、適切に研究が行われたかの評価を行うのが「監査」。
4. 臨床研究法、統合倫理指針では、「必要に応じて監査」を実施する。（再生安全確保法でも臨床研究法と同様に監査が明記される見込み）
5. 監査を行う場合、研究計画書（あるいは監査手順書等）に方法等を記載し、実施許可を審議する委員会の承認を得る。
6. 研究責任医師は、監査結果を受け、是正措置・予防措置（CAPA）を行う。

## 1 臨床研究における監査の状況

治験においては従来、GCP省令等の法規制によって監査を行うことが求められてきている。2015年4月に「人を対象とする医学系研究に関する倫理指針」が施行され、臨床研究に対しても「必要に応じて監査」が求められることとなった。これは現行の人を対象とする生命・医学系指針も同様である。また2018年4月に臨床研究法が施行され、法規制上でも「必要に応じて監査」が明記された。さらに、再生医療等の安全性の確保等に関する法律の施行規則によれば、再生医療の臨床研究も、2019年度に臨床研究法と同様の「必要に応じて監査」が法規制で盛り込まれると予測される。

実施予定、あるいは実施中の臨床研究が、倫理指針や法規制上でどのような位置づけか、監査の必要性等について、早い段階で臨床研究の支援部門等に相談されることを推奨する。

## 2 監査とは

研究責任医師は、倫理的・科学的な質と信頼性を確保するために、品質管理・品質保証を行う責任を負っている。監査とは品質保証の上で重要な活動であり、臨床研究の実施側から独立した客観的立場で、臨床研究の質と信頼性を評価する活動である。倫理指針や法規制、研究計画書、手順書等を遵守して、臨床研究が実施されたか評価する活動でもある。研究責任医師は、監査担当者に監査を行わせるが、品質を保証するのは監査担当者ではなく、臨床研究の質と信頼性の責任は研究責任者にある。

## 3 監査手順書、監査計画書

臨床研究の計画書には品質管理・品質保証をどのように行うかを記載し、該当する委員会の承認を得て、研究を開始することになる。当該臨床研究に適用される指針や法規制によって対応が異なるが、一般的には、研究計画書に監査の実施の有無、体制等の概略を記載し、別途「監査手順書」に具体的な方法や監査担当者の要件、監査対象部門、監査手順、監査報告書の提出等の詳細を記載し、研究計画書とともに、該当する委員会の承認を得ることが必要である。

また、研究責任医師は、あらかじめ臨床研究の目的と内容とリスクに応じて、監査の対象、頻度、時期、項目等を記載した「監査計画書」を作成し、監査手順書に従って監査担当者を指名し、監査担当者に監査を実施させる。

## 4 監査結果、CAPA

監査の結果、法規制や研究計画書や各種手順書が遵守されていない等の問題点は、監査所見（指摘事項）として監査報告書に記載され提出される。研究責任医師は、指摘された事項に対して、是正措置・予防措置（Corrective Action and Preventive Action：CAPA）を取ることが求められる。

重大な監査所見があった場合、是正措置・予防措置等を記載した回答書の提出が求められる。監査が終了後、「監査証明書」が発行される。

## 5 まとめ

研究責任医師は、臨床研究の信頼性を確保するため、研究の実施に際して、品質管理・品質保証体制を取り決め、役割と手順を文書に記載し、必要に応じて監査を実施した場合は、監査結果に対して是正措置・予防措置を取る必要がある。

【参考文献】

1) 臨床試験のモニタリングと監査に関するガイドライン．臨床薬理 2015; 46: 133-178.
https://www.jstage.jst.go.jp/article/jscpt/46/3/46_133/_pdf
2) ヘルシンキ宣言
https://www.med.or.jp/wma/helsinki.html
https://www.wma.net/policies-post/wma-declaration-of-helsinki-ethical-principles-for-medical-research-involving-human-subjects/
3) ICH-GCP
https://www.database.ich.org/sites/default/files/E6_R2_Addendum.pdf
4) 臨床研究法
https://www.mhlw.go.jp/stf/seisakunitsuite/bunya/0000163417.html
5) 研究に関する指針，医学研究に関する指針
文部科学省・厚生労働省・経済産業省. 人を対象とする生命科学・医学系研究に関する倫理指針（令和 5 年 3 月 27 日）
https://www.mhlw.go.jp/content/001077424.pdf
人を対象とする生命科学・医学系研究に関する倫理指針ガイダンス（令和 5 年 4 月 17 日）
https://www.mhlw.go.jp/content/001087864.pdf
再生医療等の安全性の確保等に関する法律(関係法令等)
https://www.mhlw.go.jp/stf/seisakunitsuite/bunya/0000150542_00001.html
6) 臨床試験のモニタリングと監査に関するガイドライン公開(JCOG 等) 2015 年 2 月 6 日
https://www.ncc.go.jp/jp/information/pr_release/2015/0206/index.html
（注：JCOG 等の臨床研究に関する監査に限定）
7) 施設訪問監査に関する共通ガイドライン，JCTN 共通ガイドライン，2015 年 4 月 1 日
http://jctn.jp/guideline_02.html

# 13 安全性情報管理体制

キーワード 有害事象報告、効果安全性評価委員会

**重要ポイント**

1. 臨床研究においては、研究対象者の安全性の確保が最優先事項である。
2. 重篤な有害事象及び重篤な有害事象を起こしうる不具合又は重篤な疾病等の適切な報告は、研究者の責務である。
3. 研究者は、研究グループ内での重篤な有害事象等又は疾病等に関する情報の共有方法はもとより、研究機関の長への報告方法についてもあらかじめ確認しておく必要がある。

人を対象とする生命科学・医学系研究（以下、「研究」という）が適正かつ円滑に行われるためには、研究の品質及び安全性を十分担保する必要がある。本章では重篤な有害事象及び不具合発生時に研究者等が実施すべき事項について概要を説明する。さらに、2018（平成30）年4月に施行された臨床研究法における特定臨床研究（以下、「特定臨床研究」という）の安全性管理対策についても触れたい。

## 1 定義

### 1.1 重篤な有害事象及び重篤な有害事象を起こしうる不具合

重篤な有害事象及び重篤な有害事象を起こしうる不具合（以下、合わせて「重篤な有害事象等」という）とは、研究における有害事象等のうち、次のいずれかに該当するものをいう。

1）死に至るもの

2）生命を脅かすもの

3）治療のための入院又は入院期間の延長が必要となるもの

4）永続的又は顕著な障害・機能不全に陥るもの

5）子孫に先天異常を来すもの

### 1.2 特定臨床研究における疾病、障害若しくは死亡又は感染症並びにこれらを引き起こしうる不具合

未承認医薬品等を用いた特定臨床研究においては、特定臨床研究の実施に

起因するものと疑われる疾病、障害もしくは死亡又は感染症並びにこれらを引き起こしうる不具合（以下、「疾病等」という）のうち、重篤な疾病等について以下の通り定義されている。

1）死亡又は死亡につながるおそれのある疾病及び不具合

2）1）以外の以下の疾病及び不具合

①治療のため医療機関への入院又は入院期間の延長

②障害

③障害につながるおそれのある疾病等

④①から③まで並びに死亡及び死亡につながるおそれのある疾病等に準じて重篤である疾病等

⑤後世代における先天性の疾病又は異常

生物由来製品を用いた未承認医薬品等以外の特定臨床研究では、重篤な疾病等に生物由来の原料又は材料から、当該医薬品等への病原体の混入が疑われる場合又はHBV、HCV、HIV等のウィルスマーカーの陽性化も含まれる。

## 2 重篤な有害事象等又は重篤な疾病等発生時における研究者等の責務

### 2.1 研究対象者等の安全の確保

侵襲を伴う研究において、重篤な有害事象等又は疾病等が発生した場合、研究者はまず研究対象者等の安全性の確保に努める。また研究対象者等及びその家族等への説明を行い、必要な措置を講じる必要がある。

### 2.2 研究グループ内、グループ間での情報共有

重篤な有害事象等又は疾病等について知った研究者は、電話、メール等の何らかの情報伝達方法により、速やかに研究責任者に報告する必要がある。このため、研究開始時にはあらかじめ研究グループ内での情報伝達方法（メーリングリスト等）を決めておく必要がある[1]。

### 2.3 研究機関の長への報告、規制当局への報告

研究者は、侵襲を伴う研究の実施において重篤な有害事象等又は疾病等の

発生を知った場合には、速やかに、その旨を研究機関の長及び審査委員長に報告しなければならない。報告の方法は実施医療機関によって異なるが、通常は文書での報告が必要である。研究開始時に、あらかじめ重篤な有害事象等又は疾病等の報告様式や報告書の提出窓口を確認しておく必要がある。

また研究機関の長から何らかの指示事項があった場合には、その指示事項を踏まえ、研究グループ内全体に情報を伝える。特に他の研究機関と共同で実施する他施設共同研究の場合にも同様に、共同研究機関の研究者に対して、当該有害事象等又は疾病等の発生に係る情報を共有することを忘れてはならない。また、研究責任者は侵襲を伴う研究の実施において重篤な有害事象等又は疾病等が発生した場合の対応について研究実施計画書に記載しておくほか、必要に応じて別に手順書等を準備しておく。

研究において研究責任者は、医薬品又は医療機器の使用によって発生した副作用、感染症又は不具合の発生について、「医薬品、医療機器等の品質、有効性及び安全性の確保等に関する法律第68条の10第2項」に基づき厚生労働省に適宜報告を行うことも求められている。

特に、「予測できない重篤な有害事象等」が発生した場合については、研究機関の長は、当該研究との直接の因果関係が否定できない場合、速やかに、厚生労働大臣に報告する必要がある。「予測できない重篤な有害事象等」とは、重篤な有害事象等のうち、研究実施計画書、インフォームド・コンセントの説明文書等において記載されていないもの又は記載されていてもその性質若しくは重症度が記載内容と一致しないものをいう。

このため、研究において「予測できない重篤な有害事象等」が発生した場合には、研究者は速やかに研究責任者及び研究機関に報告する義務があるので注意したい。

なお、臨床研究法における研究代表医師、研究責任医師及び研究分担医師の責務についても、上記とほぼ同様である。特定臨床研究の実施に起因するものと疑われる疾病等の発生に関する事項で臨床研究法施行規則に定めるものを知ったときは、臨床研究法施行規則で定めるところにより、未承認医薬品の場合には「別紙様式第2－1」を、未承認医療機器の場合には「別紙様式第2－2」をそれぞれ用いて、厚生労働大臣に報告しなければならない。また、疾病等報告の手順についてもあらかじめ手順書等を準備しておく必要がある。

## 2.4　効果安全性評価委員会の設置

研究責任者は、倫理審査委員会又は認定臨床研究審査委員会における審査のほかに、有害事象等又は疾病等の評価及びそれに伴う研究の継続の適否、研究の変更について審議するための委員会として、効果安全性評価委員会を設置することができる。別名、独立データモニタリング委員会である。

効果安全性評価委員会は、研究における研究対象者への侵襲性、介入の有無、社会的弱者（小児、精神発達遅滞、癌患者、緊急状態にある患者等）を研究対象者とする場合等、研究の倫理性、安全性を十分配慮する必要がある場合に設置が検討される。効果安全性評価委員会については参考文献2を参照されたい[2)]。


【参考文献】

1) ARO協議会PM専門家連絡会編．アカデミアにおける医師主導治験のプロジェクトマネジメント．2016
2) Susan S. Ellenberg，ほか．平川 晃弘(監)．臨床試験のためのデータモニタリング委員会．サイエンティスト社，2017


【利用可能なサイト・ツール】

・医薬品医療機器総合機構．副作用・不具合等の安全性情報の収集・整理(医療関係者からの報告)．https://www.pmda.go.jp/safety/reports/hcp/0002.html
・厚生労働大臣への疾病等報告について　https://jrct.niph.go.jp
→ jRCT（臨床研究実施計画・研究概要公開システム）にログイン後、ページ下部から

# 14 補償準備

キーワード 補償、賠償、医療費

**重要ポイント**

1. 研究対象者の健康被害に対して、損失を補塡する目的で支払われるのが補償である。このため、補償は研究者や医療関係者に過失がなく法的責任がない場合も支払われる。
2. 医療機関や研究者、その他の第三者に法的責任がある場合は、その者が損害賠償を支払うとされ、補償は支払われない。
3. 臨床研究においても、治験における健康被害補償に関する考え方を参考にできる。
4. 補償準備として、補償の対策を講じること（研究責任者や所属医療機関が補償保険に加入する等）、研究計画書や研究対象者への同意説明文書に補償に関する事項を明記すること等が必要である。

## 1 背景：補償はなぜ必要か

「医学の進歩は人間を対象とする諸試験を要する研究に根本的に基づくものである」とヘルシンキ宣言にうたわれているように、医学の進歩のためには未知の治療法を試す目的で行われる臨床試験は欠かせないものである。ヘルシンキ宣言では「医学研究の主な目的は新しい知識を得ることであるが、この目標は個々の被験者の権利及び利益に優先することがあってはならない」とも明言しており、被験者への配慮よりも研究目的を優先させてはならないとしている。

しかし、人を対象としてこうした臨床試験を行う場合、計画に新規性があればあるほど、事前にリスクを完全に把握することが困難な場合がある。このため、意図に反して、被験者に健康被害をもたらしてしまう可能性がある。こうした場合の対策を講ずることは研究者の責務である。「研究参加の結果として損害を受けた被験者に対する適切な補償と治療が保証されなければならない」とヘルシンキ宣言には明記されており、この考え方は、GCP（Good Clinical Practice: 医薬品の臨床試験の実施の基準に関する省令）や『人を対象とする生命科学・医学系研究に関する倫理指針』（以下、倫理指針）にも反映されている。

## 2 補償の考え方

### 2.1 各関連規制

多くの臨床研究、観察研究は倫理指針に沿って実施される。倫理指針の第5研究責任者の責務の章には、「研究責任者は、侵襲（軽微な侵襲を除く）を伴う研究であって通常の診療を超える医療行為を伴うものを実施しようとする場合には、当該研究に関連して研究対象者に生じた健康被害に対する補償を行うために、あらかじめ、保険への加入その他の必要な措置を適切に講じなければならない」と書かれている。また、様々な対応を解説しており、当該臨床研究が、例えば医薬品を承認されている範囲の用法や用量で使った場合は、医薬品副作用被害救済制度で対応されるため、被害救済の措置はすでに取られていると考えられるとしている。

しかし、「研究計画書の内容によって既承認薬であっても適応外使用のほか、添付文書に記載された注意事項等を遵守しない等、「通常の医療の範囲を超える医療行為」に該当する場合等には、副作用被害救済制度の対象とはならない恐れがあり、補償のために保険の加入等の措置を講じる必要がある」としており、通常の被害救済制度で対応されない場合の策を講ずることが研究責任者の責務であることを明らかにしている。

倫理指針では、補償に関する具体的な考え方は、医薬品企業法務研究会（医法研）が『被験者の健康被害補償に関するガイドライン』を参考としてよいとしている。『被験者の健康被害補償に関するガイドライン』は治験において発生した健康被害補償についてのガイドラインではあるが、考え方は臨床研究においても同様である。

一方、2018年4月に施行された『臨床研究法』は、臨床研究の実施の基準を定めたものであって、治験はこの法律の対象外であるが、やはり治験の健康被害補償の考え方を参考にできる。健康被害の補償及び医療の提供のために、保険への加入、医療を提供する体制の確保等の措置を講ずるのは研究責任医師の役割である（施行規則第20条）。補償金、医療費・医療手当の考え方は『被験者の健康被害補償に関するガイドライン』を参考にできる（『臨床研究法の施行等に関するQ&Aについて（その1）』（2018年3月13日））。

## 2.2 基本的な考え方

### 2.2.1 補償と賠償

研究対象者に起こった健康被害が補償の対象となるのは、当該研究の実施と健康被害との因果関係が否定できない場合である。明らかに因果関係が否定できる場合は補償の対象とならない。

補償は、研究対象者の損失を補填するために支払われるものであり、医療機関や研究者に過失がなく法的責任がない場合でも支払われる。一方、医療機関や研究者、その他の第三者に法的責任がある場合、その者が研究対象者の健康被害に対して損害賠償をする責任を持つため、補償はなされない。

研究対象者の故意で生じたものについては補償はなされない。また、研究対象者の重大な過失によるものは、補償が減額されたり支払われないこともある。

なお、免責事項は保険会社によって異なるので、契約に際しては取り決めをよく確認する必要がある。

### 2.2.2 補償の内容

補償は、医療費、医療手当及び補償金から成る（『被験者の健康被害補償に関するガイドライン』）。

医療費とは、健康被害に対して研究対象者が支払った自己負担額（健康保険等からの給付を除く）が支払われるものである。医療手当とは、入院を必要とするような健康被害に対する、入院に伴う諸雑費や往復の交通費に対応するという趣旨で支払われるものである。このため、支払われる金額は実費ではなく、あらかじめ設定した給付額を支給することとされている。給付額の基準は医薬品副作用被害救済制度の給付額に準ずる。

補償金とは、障害補償金（障害の程度等によって給付額を定める）や遺族補償金等であるが、健康人を対象とする研究と、患者を対象とする研究について、当該研究機関としての給付の基準としてあらかじめ補償規程を定めておく必要がある。

## 3 補償準備

### 3.1 保険契約

補償保険に加入することが研究責任者の責務とされていることから、必ず臨床研究の実施に先駆けて、補償保険加入を検討することが必要である。研究計画書には、研究対象者において生じた健康被害への対策を記述しなければならない。倫理指針でも臨床研究法でも、健康被害補償のために保険への加入を言及している。

研究機関によっては、補償保険に加入契約者となる者の役職を限定したり、研究者単独の加入ではなく研究機関としての加入を定めている場合もあるため、所属機関の規定を確認する必要がある。

臨床研究に関する補償保険の詳細は、こうした保険を販売している保険代理店のホームページで説明されているので、参考にするとよい。

契約までのおおまかな流れは次の通りである。

① 保険代理店を通して、保険会社から保険料の見積を得る。見積額はリスクに応じて算出されるため個々の研究によって異なる。そのため、十分な判断材料を保険会社に提供することが重要である。研究計画書、研究対象者への同意説明文書、関連資料（使用する医薬品等の添付文書等）を保険代理店に提供する。

② 見積が得られたら、保険内容を検討の上、所属する研究機関の所定の手続きに沿って、引受保険会社を決定し、契約手続きを取る（保険契約申込書を提出し、保険料を支払う）。

### 3.2 研究計画書と実施計画書、研究対象者への説明文書

臨床研究や観察研究を開始するにあたっては、倫理審査委員会や臨床研究審査委員会の審査を受けなければならない。その際に研究計画書を準備する必要があるが、ここには健康被害への補償の対策を記載しなくてはならない。

### 3.3 研究対象者への説明

研究対象者に対しては、研究内容を説明する際に、健康被害補償がどのよ

うになされるのかも説明する必要がある。このため、同意説明文書にはこれを明記し、研究対象者に対して研究への参画を依頼する際に研究責任者や研究分担者から説明しなければならない。

また、同意説明文書には、補償に関する質問はもちろん、研究対象者が様々なことを問い合わせすることができるように、相談窓口の連絡先を記載しなければならない。

## 3.4 おわりに

研究責任者は、健康被害の発生時には、研究対象者に対して誠実に対応することを忘れてはならない。保険に加入しているからといって保険会社にすべての対応を任せればよいというものではない。補償保険で対応されるのは、損失に対する補填の部分のみである。研究対象者の心情的な問題には、研究責任者は誠意をもって対応することが必要である。

【参考文献】

1) 世界医師会．ヘルシンキ宣言．1964 年採択、2013 年改訂(フォルタレザ)
2) 文部科学省・厚生労働省・経済産業省．人を対象とする生命科学・医学系研究に関する倫理指針(令和 5 年 3 月 27 日)
3) 人を対象とする生命科学・医学系研究に関する倫理指針ガイダンス(令和 5 年 4 月 17 日)
4) 被験者の健康被害補償に関するガイドライン，ver.3.1.1. 2016 年 12 月 20 日
5)「被験者の健康被害補償に関するガイドライン」に関する Q&A 集．2016 年 3 月更新
6) 臨床研究法の施行等に関する Q&A について(その 1)．2018 年 3 月 13 日
7) 臨床研究法施行規則の施行等について．2018 年 2 月 28 日

【利用可能なサイト・ツール】

- 医薬品企業法務研究会．被験者の健康被害補償に関するガイドライン
  https://www.ihoken.or.jp/guideline.html
- 厚生労働省．研究に関する指針について
  https://www.mhlw.go.jp/stf/seisakunitsuite/bunya/hokabunya/kenkyujigyou/i-kenkyu/index.html
- 厚生労働省．臨床研究法について
  https://www.mhlw.go.jp/stf/seisakunitsuite/bunya/0000163417.html

# 15 試験資材調達検討

キーワード　パソコン、試験薬以外、印刷物、検査キット、検査機器、調製用ディスポーザブル資材、ファイリング資材、利益相反

**重要ポイント**

1. 実施計画書と試験薬だけでは臨床試験はできない。
2. 資金提供がなくても、利益相反管理が必要に？
3. 資金的に可能ならば外部委託も考慮する。
4. 資材や機器によっては、管理方法や使用手順書等の入手も！

## 1 臨床試験資材

試験薬以外の資材は臨床試験の内容にもよるが、思いのほか多くのものが存在する。治験等の製薬企業が主導の臨床試験の場合は、依頼者の製薬企業側がほとんどを用意している場合もあるが、医師主導で行う臨床試験では研究者が用意しなければならない。臨床試験が始まってから必要な資材がないことに気づき、計画が遅れることがないように十分に気を付ける必要がある。事前に臨床試験支援部門やCRC等とともにシミュレーションを行い、確認することを推奨する。

臨床試験と並行して薬剤の安定性試験を行うこともあるが、その場合はここに書いているもの以外の機器や資材等が必要になるが、本項では割愛する。以下に臨床試験資材として必要と考えられるものを列挙する（表15-1）。

### 1.1 機器

臨床試験の機器としてはデータ解析用のパソコンから臨床検査用機器に至るまで様々なものが含まれる。研究期間が限定されている場合はレンタルで対応することで費用を抑えることができる。

主なものは、パソコン・タブレット端末（解析、EDC：Electronic Data Capture等）、遠心機（検体処理用）、冷蔵庫等（検体保管用）、検査機器（特殊な検査が必要な場合）、クリーンベンチ・安全キャビネット（無菌操作等が必要な場合）等がある。

### 1.2　検査関連資材

臨床検査については外注検査会社に委託する方法と、院内の検査部門に依頼する場合がある。院内検査の場合、医事請求上の間違いやトラブルを防止するため、関連部門の担当者との打ち合わせは重要である。

主なものは、検体採取用スピッツ、検査試薬等（保険適応外等特殊検査用）、ディスポシリンジ・注射針等がある。

### 1.3　試験薬調整資材

注射薬等の調整、特に希釈や分注が必要な場合、シリンジや注射針、輸液セット、それ以外にも空の輸液バッグ等、用意すべき資材を事前に把握し準備する。また医療現場での標準手順とは異なる方法で調整する場合がある。事前にその手順の違いを確認し、試験薬調整の担当者を決めるか、他の医療者も調整できるように手順書を作成する等の準備も試験薬調整資材の管理として推奨したい。

主なものは、注射剤の場合、生食等の溶解液、輸液バッグ、輸液セット、調製用ディスポシリンジ・注射針等がある。

### 1.4　試験関連文書（印刷物）と保管用資材

最近は実施計画書を製本するようなことはあまりないが、症例報告書は原資料として重要であるため、保存期間が長期のため紙質等も考慮し製版所に依頼することがある（EDCを利用する場合、統計解析を含めた利用料等、研究予算内で検討する）。また、同意説明文書及び複写式の同意書については被験者に渡すものであり、印刷に出す場合がある。

多施設共同試験の場合でも電子媒体での書類のやり取りが主になっているが、倫理委員会での審議資料については、紙媒体での審査委員分の資料提出を求められる場合がある。

主なものは、実施計画書、試験薬の概要、同意説明文書、同意書（複写の有無）、倫理委員会用資料等があり、症例報告書や症例ファイル、責任医師ファイル用のファイリング資材も必要となる。

表 15-1　臨床試験用資材一覧

| | 主なもの |
|---|---|
| 機器 | パソコン･タブレット端末（解析、EDC：Electronic Data Capture 等）、遠心機（検体処理用）、冷蔵庫等（検体保管用）、検査機器（特殊な検査が必要な場合）、試験用機器（医療機器の臨床試験の場合）、クリーンベンチ、安全キャビネット（無菌操作等が必要な場合） |
| 検査関連資材 | 検体採取用スピッツ、検査試薬等（保険適応外等特殊検査用）、ディスポシリンジ・注射針、手袋等 |
| 試験薬調整用資材 | 注射剤の場合、生食等の溶解液、輸液バッグ、輸液セット、調製用ディスポシリンジ・注射針等 |
| 試験関連文書（印刷物）及び保管用資材 | 実施計画書、試験薬の概要、症例報告書、同意説明文書、同意書（複写の有無）、倫理委員会用資料等があり、症例ファイルや責任医師ファイル用のファイリング資材 |
| 容器等 | 白箱及びパッケージ用ラベル、液剤の場合の容器（内用・外用、サイズ）等 |
| その他 | 多施設共同試験の場合は薬剤・資材の運搬や検体回収用の搬送業者の手配が必要 |

### 1.5　容器等

二重盲検試験等研究目的や投与群によっては、割付や薬剤ごとに組み番が必要になるため、専用の白箱やパッケージ用ラベルが必要となる。また内用・外用ともに液剤の場合は専用の容器が必要となる。

主なものは、白箱及びパッケージ用ラベル、液剤の場合の容器（内用・外用、サイズ）等がある。

### 1.6　その他

臨床試験資材ではないが、多施設共同臨床試験の場合は薬剤や資材の他施設への搬入及び検体の中央測定等が必要なことがある。その場合は、回収のための搬送業者を手配する必要がある。

## 2　試験資材と利益相反管理

臨床試験の利益相反管理が必要なケースには、医薬品等製造販売業者等からの研究費の提供とともに、試験薬を含む物品や資材の無償及び相当程度に安価での提供又は貸与の場合も利益相反管理の対象となる。こちらは「臨床研究法における利益相反管理ガイダンス」（医政研発 0302 第 1 号：2018［平成 30] 年 3 月 2 日）様式 B、Q3 を参照し、当該臨床試験での、該当する資材の提供・貸与の有無を確認し、利益相反管理の対象となる場合は、必要な手続きも進める必要がある。

様式 B Q3 に記載の必要がある事例を以下に例を示す。

- 例 1：治験薬を含め資材すべてを研究費で購入したが、多くの資材を出入りの問屋から定価の半額以下で購入した。
- 例 2：特殊な検査のための試薬を試薬会社から購入したが、そのための検査機器は試薬会社から無償で貸与してもらった。

## 3 購入・検討

限られた研究予算で、臨床試験を実施する上で必要かつ妥当な資材や機器の選定と購入は重要である。資材の選定は研究の品質管理に影響することもあるため、価格だけでなく、研究期間中の在庫の確保や使用期限、納期の日数、保管場所の確保等も併せて確認し購入を検討すべきである。機器購入については、リファレンスマニュアルや機器のメンテナンスを含めた機器管理の方法も確認すべきである。

日常診療に加えて臨床試験を実施する場合、研究者は院内の臨床試験支援部門に相談することはもとより、CRO（Contract Research Organization：医薬品開発受託機関）や SMO（Site Management Organization：治験施設支援機関）等による資材の調達や管理のサポートを利用することも、マンパワーや予算内で可能か否かを含めて検討する。

【利用可能なサイト・ツール】

- 臨床研究法における臨床研究の利益相反管理について（平成 30 年 3 月 2 日医政発 0302 第 1 号 厚生労働省医政局研究開発振興課長通知）
  https://www.mhlw.go.jp/file/06-Seisakujouhou-10800000-Iseikyoku/0000196146.pdf
- 日本 CRO 協会．https://www.jcroa.or.jp/
- 日本 SMO 協会．https://www.jasmo.org/

# 16 説明文書作成

キーワード インフォームド・コンセント、自発的同意、臨床研究法、人を対象とする生命科学・医学系研究に関する倫理指針

**重要ポイント**

1. インフォームド・コンセントの目的やプロセスを理解する。
2. 同意の主体は研究対象者であることを念頭に置く。
3. 「人を対象とする生命科学・医学系研究に関する倫理指針」及び「臨床研究法」を理解し、説明事項を満たした説明文書を作成する。

## 1 臨床研究におけるインフォームド・コンセント

### 1.1 インフォームド・コンセントとは

臨床研究を実施する側として、良い研究成果を出すことは何よりも重要なのかもしれないが、臨床研究は研究対象者による研究参加なしには成立しない。「研究対象者による研究参加をいかに適正に行うか」は、臨床研究の倫理における最重要項目であることは周知の事実である。

それでは、適正な研究参加のためにどのような手続きを踏めばいいのか。まずは、臨床研究の実施における研究対象者の身体や権利が保護されていることが必須条件である。そして、研究対象者の身体や権利を保護するため、研究対象者は研究に関する十分な説明を受け、研究対象者は十分に理解した上で自由意思にもとづき同意を与えることが保証されなければならない。

つまりインフォームド・コンセントは、研究対象者が十分な説明を受けることと自由意思をもって同意を与えることを、制度的あるいは手続き的に保証するものである。

### 1.2 インフォームド・コンセントの成立要件

インフォームド・コンセントは、研究対象者が「十分な説明を受け、十分に理解していること」と「自由意思による同意をすること」を要件としている。そのためには、以下のプロセスを踏まなければならない。

① 研究対象者の候補である同意能力を有する個人又はその代諾者がいること

② 研究者から実施予定の研究に関する情報が説明されること
③ 研究対象者又は代諾者が説明を十分に理解した上で自発的に同意すること

① の「代諾者」とは、小児等同意能力が不十分な方が研究対象者となる場合で、保護者等研究対象者当人に代わって研究への同意を行う人をいう。代諾の手続きは、対象者にとってのリスクが最小限である等、一定の条件（研究内容や方法、また、発達レベルや症状の個人差があるため、研究や研究対象者ごとに、最適な条件を考える必要がある）が満たされた場合にのみ実施することができる。

### 1.3 インフォームド・アセント

同意能力がないと見なされているものの、例えば小学校高学年から中学生等は、研究について理解し自分自身の希望を表明することが可能なことがある。そのような場合、代諾者の同意した場合に加えて、研究対象者当人にも説明し研究参加への賛意を示すことが求められる。これを「インフォームド・アセント」と言う。

インフォームド・アセントについては、わが国の倫理指針で必須とされていないが、研究対象者の年齢や理解力に応じた説明や文書の作成を行い、賛意を示すために努力することが求められている。

## 2 説明文書

説明文書とは、1.2 のプロセス② を満たすべく、研究内容が、研究対象者の目線に立って、わかりやすく説明された文書である。研究対象者が試験への参加を検討するための情報が、余すところなく研究対象者に伝わり、理解を促し、意思決定が行えるようにすることを目的とする。

### 2.1 説明事項

「人を対象とする生命科学・医学系研究に関する倫理指針」では、研究対象者へ説明すべき事項として以下の項目が掲げられている。

① 研究の名称及び当該研究の実施について研究機関の長の許可を受けて

いる旨
② 研究機関の名称及び研究責任者の氏名（多機関共同研究を実施する場合には、共同研究機関の名称及び共同研究機関の研究責任者の氏名を含む。）
③ 研究の目的及び意義
④ 研究の方法（研究対象者から取得された試料・情報の利用目的及び取り扱いを含む。）及び期間
⑤ 研究対象者として選定された理由
⑥ 研究対象者に生じる負担並びに予測されるリスク及び利益
⑦ 研究が実施又は継続されることに同意した場合であっても随時これを撤回できる旨（研究対象者等からの撤回の内容に従った措置を講じることが困難となる場合があるときは、その旨及びその理由を含む。）
⑧ 研究が実施又は継続されることに同意しないこと又は同意を撤回することによって研究対象者等が不利益な取り扱いを受けない旨
⑨ 研究に関する情報公開の方法
⑩ 研究対象者等の求めに応じて、他の研究対象者等の個人情報等の保護及び当該研究の独創性の確保に支障がない範囲内で研究計画書及び研究の方法に関する資料を入手又は閲覧できる旨並びにその入手又は閲覧の方法
⑪ 個人情報等の取り扱い（匿名化する場合にはその方法、匿名加工情報又は非識別加工情報を作成する場合にはその旨を含む。）
⑫ 試料・情報の保管及び廃棄の方法
⑬ 研究の資金源その他の研究機関の研究に係る利益相反、及び個人の収益その他の研究者等の研究に係る利益相反に関する状況
⑭ 研究により得られた結果等の取り扱い
⑮ 研究対象者等及びその関係者からの相談等への対応（遺伝カウンセリングを含む。）
⑯ 研究対象者等に経済的負担又は謝礼がある場合には、その旨及びその内容
⑰ 通常の診療を超える医療行為を伴う研究の場合には、他の治療方法等に関する事項

⑱ 通常の診療を超える医療行為を伴う研究の場合には、研究対象者への研究実施後における医療の提供に関する対応
⑲ 侵襲を伴う研究の場合には、当該研究によって生じた健康被害に対する補償の有無及びその内容
⑳ 研究対象者から取得された試料・情報について、研究対象者等から同意を受ける時点では特定されない将来の研究のために用いられる可能性又は他の研究機関に提供する可能性がある場合には、その旨と同意を受ける時点において想定される内容
㉑ 侵襲（軽微な侵襲を除く。）を伴う研究であって介入を行うものの場合には、研究対象者の秘密が保全されることを前提として、モニタリングに従事する者及び監査に従事する者並びに倫理審査委員会が、必要な範囲内において当該研究対象者に関する試料・情報を閲覧する旨

もちろん、下記以外にも、個々の研究内容に即して、必要と考えられる説明を追記する。また、「臨床研究法施行規則」では、特定臨床研究の対象者等に対する説明事項について、以下の項目が掲げられている。

① 実施する特定臨床研究の名称、当該特定臨床研究の実施について実施医療機関の管理者の承認を受けている旨及び厚生労働大臣に実施計画を提出している旨
② 実施医療機関の名称並びに研究責任医師の氏名及び職名（特定臨床研究を多施設共同研究として実施する場合にあっては、研究代表医師の氏名及び職名並びに他の実施医療機関の名称並びに当該実施医療機関の研究責任医師の氏名及び職名を含む。）
③ 特定臨床研究の対象者として選定された理由
④ 特定臨床研究の実施により予期される利益及び不利益
⑤ 特定臨床研究への参加を拒否することは任意である旨
⑥ 同意の撤回に関する事項
⑦ 特定臨床研究への参加を拒否すること又は同意を撤回することにより不利益な取り扱いを受けない旨
⑧ 特定臨床研究に関する情報公開の方法
⑨ 特定臨床研究の対象者又はその代諾者（以下「特定臨床研究の対象者等」

という。）の求めに応じて、研究計画書その他の特定臨床研究の実施に関する資料を入手又は閲覧できる旨及びその入手又は閲覧の方法

⑩ 特定臨床研究の対象者の個人情報の保護に関する事項
⑪ 試料等の保管及び廃棄の方法
⑫ 特定臨床研究に対する第二十一条第一項各号に規定する関与に関する状況
⑬ 苦情及び問合せへの対応に関する体制
⑭ 特定臨床研究の実施に係る費用に関する事項
⑮ 他の治療法の有無及び内容並びに他の治療法により予期される利益及び不利益との比較
⑯ 特定臨床研究の実施による健康被害に対する補償及び医療の提供に関する事項
⑰ 特定臨床研究の審査意見業務を行う認定臨床研究審査委員会における審査事項その他当該特定臨床研究に係る認定臨床研究審査委員会に関する事項
⑱ その他特定臨床研究の実施に関し必要な事項

### 2.2 インフォームド・アセント文書の作成

インフォームド・アセント文書を作成する際には、研究対象者の年齢や理解力に応じた内容の文書を作成する。

## 3 注意事項

### 3.1 プロトコルとの整合性

2.1 で挙げた説明項目を見ればわかるように、大部分がプロトコルに盛り込むべき項目と重複している。研究内容を網羅するためには、研究の設計図であるプロトコルの内容を、平易な表現に書き直して反映させる必要がある。

ただし、プロトコルで書かれている内容が確実に説明文書に反映されているか、プロトコルの内容と説明文書の内容との整合性についても確認することが必要である。

### 3.2　平易な表現

説明文書は研究対象者及びその家族等が読む文書である。このため、専門用語、難解な用語の使用は避けなければならない。さらに、医療関係者が日常的に使用する用語にも一般の方々には意味が通じないものが多く、わかりやすい用語の使用を心がける必要がある。

### 3.3　特に留意すること

研究対象者の不利益〔併用薬／併用療法の制限（Wash Out）に伴う原疾患の一時的な増悪や、先行研究で確認された有害事象等〕については、被験者の人権と安全の保護の観点から、特に留意して明記する。

## 4　その他

### 4.1　最新版のひな形の確認

施設によっては、自施設で用意されたひな形等の様式で作成・提出する場合もある。その際には、自施設のARO（アカデミック臨床研究機関：Academic Research Organization）のホームページ等で、最新版のひな形を確認し、作成することが求められる。

【参考文献】

1) 文部科学省・厚生労働省・経済産業省．人を対象とする生命科学・医学系研究に関する倫理指針（令和5年3月27日）
2) 人を対象とする生命科学・医学系研究に関する倫理指針ガイダンス（令和5年4月17日）
3) 臨床研究法（平成29年法律第16号）
4) 臨床研究法施行規則（平成30年厚生労働省令第17号）
5) 神里彩子，ほか（編）．医学・生命科学の研究倫理ハンドブック．東京大学出版会，2015

【利用可能なサイト・ツール】

- 厚生労働省．研究に関する指針について
  https://www.mhlw.go.jp/stf/seisakunitsuite/bunya/hokabunya/kenkyujigyou/i-kenkyu/index.html
- 厚生労働省．臨床研究法について
  https://www.mhlw.go.jp/stf/seisakunitsuite/bunya/0000163417.html
- ICR臨床研究入門
  https://www.icrweb.jp/icr_index.php

# 17 実施可能性検討

キーワード 対象者数、必要な専門性、コスト、スコープ、研究費獲得の可能性

**重要ポイント**

1. リサーチクエスチョンを明確にすること。
2. 研究の現実的な限界、実現性、問題点を早い段階で把握しておくこと。
3. サンプルサイズの算出の際には、除外される症例数や脱落症例数も予測して見積もっておくこと。
4. 専門性を確保するために専門家に共同研究者として参加してもらうこと。
5. 研究費の獲得にも経験豊富な専門家の助力は有効であること。

## 1 はじめに

臨床研究が完結せずに途中で終了して何の結論も得られなかったということは、試験に協力した者及び被験者すべての努力が無になるということであり、試験そのものが「科学的でないだけでなく、倫理的でもない」ということになる。このため、試験の実施可能性の検討は重要である。

計画段階においても、早い段階で、研究の現実的な限界、実現性と問題点を把握しておくことで無駄な時間と労力を費やすことを避けられる。実施可能性を検討することは、実施可能で妥当なリサーチクエスチョンを立案するところから始まる。

## 2 リサーチクエスチョン

リサーチクエスチョンとは、研究者が研究によって明らかにしたい疑問のことである。リサーチクエスチョンを立案するには熟達した技も求められるが、優れたリサーチクエスチョンには5つの条件が備わっている必要がある。

5つの条件とは、実現可能性（feasible）、科学的興味深さ（interesting）、新規性（novel）、倫理性（ethical）、必要性（relevant）で、その頭文字を取って、「FINER」と呼ばれている。この中で、実現可能性（feasible）を検討するためには、対象者数、必要な専門性、コスト、スコープ、研究費獲得の可能性を明らかにしなければならない（表 17-1）。

**表 17-1　優れたリサーチクエスチョンが満たすべき FINER 基準**

| | |
|---|---|
| **Feasible**<br>（実現可能性） | ・対象者数が適切であること<br>・適切な専門性の裏打ちがあること<br>・かかる時間や費用が適切であること<br>・スコープが適切な範囲であること<br>・研究費を獲得できるものであること |
| **Interesting**<br>（科学的興味深さ） | ・研究者にとって、真に科学的関心のあるものであること |
| **Novel**（新規性） | ・新しい知見の獲得につながるものであること<br>・既存の知識を、確認、否定、もしくは拡張するものであること<br>・健康や疾患に関する概念、臨床医学、研究の方法論にイノベーションをもたらすものであること |
| **Ethical**（倫理性） | ・倫理委員会の承認が得られるものであること |
| **Relevant**<br>（必要性） | ・科学的知識、臨床医学、保健政策に重要な影響を与えるものであること<br>・将来の研究の方向に影響を与えるものであること |

Hulley SB, ほか（著）, 木原雅子, ほか（訳）. 医学的研究のデザイン 研究の質を高める疫学的アプローチ 第 4 版. メディカル・サイエンス・インターナショナル, 2014. p20 表 2-1. を元に作成

## 3 実現可能性検討

実現可能性の検討においては、対象者数、必要な専門性、コスト、スコープ、研究費獲得の可能性を検討する。

### 3.1 対象者数

結論の信頼性を確保するためには、適切な数の観測値が必要である。そのため、適切なサンプルサイズを見積もることは重要な作業である。しかし、研究の実施段階で必要な対象者数を確保できず、研究を途中で終了せざるを得なくなる場合も多い。

必要なサンプルサイズを見積もると同時に、実際に研究に確保できそうな対象者の数と、その中で、適格規準を満たさない症例、除外基準に抵触しそうな症例、不同意や同意撤回、脱落症例数を予測して見積もっておく。対象者のリクルートの見積もりは甘くなりがちなため、注意が必要である。場合によっては、パイロット調査（pilot survey）を行うことも検討する。

Hulley ら[1] は、必要な対象者数を確保できそうにない場合に取り得る対策として「① 包含基準 inclusion criteria を広げる、② 不要な除外基準 exclusion criteria を除く、③ リクルート期間を延長する、④ 他のリクルート先を考慮

する、⑤より定度（精度）precisionの高い測定方法を開発する、⑥多施設共同研究として共同研究者を募る、⑦研究デザインを変更する」等の方法があるとしている。

研究開始後に対象者数の不足が予測された場合、必要な対象者数を確保するために、研究計画書の包含基準を広くすることはしばしば提案されるが、包含基準を広くする前と後で組み入れられた対象者に違いが生じ、臨床研究の質の低下につながるため慎重に行う必要がある。研究開始後にこれらの対策を講じる必要が生じないよう、研究開始前に十分な検討を行っておくことが重要である。

### 3.2 必要な専門性

Hulleyら[1]は、「研究者は、研究デザイン、対象者のサンプリング方法、変数（予測因子やアウトカム）の測定方法、得られたデータの処理や解析方法等について、必要な専門性（技術、必要設備、経験等）を備えていなければならない」と述べている。

技術面についてのアドバイスを得るために専門家に相談するという方法もあるが、研究に対して必要な専門性を備えるという観点からは、共同研究者として加わってもらうことが望ましい。例えば、生物統計家に、共同研究者として研究の立案段階から加わってもらうこと等が考えられる。

### 3.3 コスト（時間と経費）

コストの問題はより早い段階で把握できれば、膨大な時間と経費を無駄にする前に研究の変更や中止を決断することができる。実際の研究にかかる経費は、往々にして当初の見積もりを上回る場合が多いため注意が必要である。コストに問題がある場合は、より低コストで実施できる研究デザインへの切り替えや、新しい研究費の獲得を検討する必要があるかもしれない。

### 3.4 スコープ

一つの研究にリサーチクエスチョンをいくつも盛り込みすぎると、必要な対象者の数、測定項目や回数等が多くなり、研究が複雑で実施困難になってしまう恐れがある。リサーチクエスチョンの優先度を検討し、最も重要と考えられるリサーチクエスチョンに絞り込むようにする。

重要なリサーチクエスチョンについて、より確実に研究結果を得るためには、興味のあるリサーチクエスチョンであっても取捨選択の上で断念せざるを得ない場合もある。

## 3.5 研究費獲得の可能性

研究資金がなければ、優れた研究計画であっても実施することは不可能である。対象者が多い、観察期間が長い、測定に費用がかかる等の研究は、研究資金の獲得が必要となる場合が多い。前述の「FINER」のうち、科学的興味深さ（interesting）、新規性（novel）、必要性（relevant）は、研究費獲得においても重要な要素であることから、優れたリサーチクエスチョンを立案することは不可欠である。また、研究費の獲得においても、経験が豊富な専門家の助力は大きな力となる。

【参考文献】

1) Hulley SB ほか(著), 木原雅子, ほか(訳). 医学的研究のデザイン　研究の質を高める疫学的アプローチ　第4版. メディカル・サイエンス・インターナショナル, 2014

# 18 責任医師・施設選定

**キーワード** 人を対象とする生命科学・医学系研究に関する倫理指針、臨床研究法、臨床研究責任医師の要件、臨床研究実施医療機関の要件

**重要ポイント**

1. 臨床研究責任医師の要件
2. 臨床研究実施医療機関の要件

## 1 臨床研究を実施する責任医師の選定

### 1.1 臨床研究責任医師に必要なこと

「人を対象とする生命科学・医学系研究に関する倫理指針」が適用される臨床研究を実施する場合（すべての関係者）は倫理指針の基本方針にもとづいて、以下の①〜⑧を遵守する必要がある。

① 社会的及び学術的意義を有する研究を実施すること。
② 研究分野の特性に応じた科学的合理性を確保すること。
③ 研究により得られる利益及び研究対象者への負担その他の不利益を比較考量すること。
④ 独立した公正な立場にある倫理審査委員会の審査を受けること。
⑤ 研究対象者への事前の十分な説明を行うとともに、自由な意思に基づく同意を得ること。
⑥ 社会的に弱い立場にある者への特別な配慮をすること。
⑦ 研究に利用する個人情報等を適切に管理すること。
⑧ 研究の質及び透明性を確保すること。

また、特定臨床研究（薬機法における未承認・適応外の医薬品等の臨床研究と製薬企業等から資金提供を受けて実施される当該製薬企業等の医薬品等の臨床研究）においては、2018（平成30）年4月1日に施行された臨床研究法が適応される。

本法の第4条には「特定臨床研究を実施する者は、臨床研究実施基準に

従ってこれを実施しなければならない」と記載されており、特定臨床研究を実施する研究者は、以下の①～③を責務として熟知し、遵守する必要がある。

① 特定臨床研究を実施する者に対して、モニタリング・監査の実施、利益相反の管理等の実施基準の遵守及びインフォームド・コンセントの取得、個人情報の保護、記録の保存等を義務付けている。
② 特定臨床研究を実施する者に対して、実施計画による実施の適否等について、厚生労働大臣の認定を受けた認定臨床研究審査委員会の意見を聴いた上で、厚生労働大臣に提出することを義務付けている。
③ 特定臨床研究を実施する者に対して、特定臨床研究に起因すると疑われる疾病等が発生した場合、認定臨床研究審査委員会に報告して意見を聴くとともに、厚生労働大臣にも報告することを義務付けている。

臨床研究法には、施行している臨床研究が臨床研究実施基準に違反していると厚生労働大臣が判断した場合には改善命令を行い、これに従わない場合には特定臨床研究の停止を命じることができると定められている。

### 1.2 選定要件の実際

臨床研究の立案・計画・実施を行い、責任医師として主で試験を運営するためには、以下のような条件を満たす必要がある。

① 臨床研究を行うにあたっての教育、訓練、経験が豊富であり、人を対象とする生命科学・医学系研究に関する倫理指針・臨床研究法を熟知し、遵守できること。
→研究の実施に先立ち、研究に関する倫理並びに当該研究の実施に必要な知識　及び技術に関する教育・研修を受け、研究期間中も適宜継続して教育・研修を受けなければならない。
② 臨床研究実施計画書の作成、取り扱いに十分精通していること。
→研究を実施しようとするときは、あらかじめ研究計画書を作成し、倫理審査委員会の審査及び研究機関の長の許可を受けた研究計画書に従って、適正に研究を実施しなければならない。
③ 研究の信頼性の確保に努め、モニタリング及び監査等の調査を受け入れられること。
④ 規定した募集期間内に必要数の適格な研究対象者を集めることが可能であること。

⑤ 十分な数の臨床研究分担医師及び協力者等のスタッフ、適切な設備を確保できること。

## 2 臨床研究を実施する施設の選定

### 2.1 臨床研究実施施設に必要なこと

臨床研究を行うためには、実施できる環境の整った施設、つまり、十分な臨床観察、検査を行うことができ、かつ、緊急時に必要な処置を講ずることができるスタッフ・施設が整っていることが求められる。

### 2.2 選定要件の実際

臨床研究を実施・運営するためには以下の条件を満たすことが必要である。

① 臨床研究を安全にかつ、科学的に実施するための設備が備わっている。
② 責任医師、分担医師等のスタッフが十分に揃っており、協力体制が作れる。
③ 試験薬剤の適切な保管、管理及び調剤等を実施し得る。
④ 同意書や記録等の保存を適切に行える。
⑤ 緊急時に必要な措置を取ることができる。

【参考文献】
1) 日本臨床薬理学会．臨床薬理学　第４版．医学書院，2017
2) 小嶋　純．CRA の教科書．南山堂，2015

【利用可能なサイト・ツール】
・ 厚生労働省．臨床研究法について
https://www.mhlw.go.jp/stf/seisakunitsuite/bunya/0000163417.html
・ 厚生労働省．研究に関する指針について
https://www.mhlw.go.jp/stf/seisakunitsuite/bunya/hokabunya/kenkyujigyou/i-kenkyu/index.html

# 19 実施計画書の最終化

キーワード 研究計画書、チェックリスト

**重要ポイント**

1. 研究計画書は、どのように臨床試験が行われるべきかが記述されている公式文章である。
2. 研究計画書の内容は、研究代表者や研究責任者が責任をもって確認し、署名する。
3. 確認内容はチェックリストを使うと便利である。

## 1 研究実施計画書最終化の前に

この段階で重要なことを確認するために、まず研究計画書（プロトコル）とは何かを改めて考えてみよう。臨床試験における研究計画書は、「どのように臨床試験が行われるべきかが記述されている公式文章」である。研究計画書はその臨床試験に係るすべての人（ベッドサイドにいる臨床医、看護師、薬剤師、コーディネーター、データマネジメント部門、生物統計家、IRB、監査担当者、規制当局、患者代表等）が使うものである。そのため、研究計画書は倫理委員会への申請前にしっかり完成させておく必要がある。

稀に、作りこまれていない計画をとりあえずそのまま倫理委員会に出そうとする研究者がいるが、それは誤りである。不十分な研究計画書をもとに試験を実施しようとすると、研究に係る人々を混乱させるだけでなく、質の高いデータが集まらないため、せっかくの研究が失敗に終わってしまう。

## 2 研究計画最終化の際にやること

研究計画書の最終版が完成する際には、研究代表者や研究責任者は研究計画書の内容を改めて十分に確認し署名をする必要があるが、それと同時に、プロトコルが実際に実現可能かどうか細部にわたって内容を確認するべきである。特に、実施計画書の文書の最終化では、① 科学的・倫理的に記載されているか、② 第三者が実施しても統一的に実施可能な、試験目的に対し実施可能な計画であるか、③ 作成ルール（通知、テンプレート、作成マニュアル等）に従い作成されているかの3点において、確認・レビューが大切である。

また、必要があればデータ収集や最終報告書の担当者、生物統計家等にも確認をしてもらった上で、実施計画書の版番号・保管管理、及び別添・付録資料の最終確認も併せて行う方が良いだろう。多施設共同の臨床試験の場合、各参加施設はそのバージョンの研究計画にそって実際に試験が実施されることを研究代表者の署名をもって確認できる。

さらに、研究計画書の記載内容に漏れがないかどうか、下の研究計画最終化チェックリストを使って確認しよう。このテキストのチェックリストには1と2があり、チェックリスト1は、2017年に公布された臨床研究法関連資料［臨床研究法の施行規則第14条、課長通知（医政経発　0228第1号　平成30年2月28日）］をもとに作成されている。また、チェックリスト2は人を対象とする生命科学・医学系研究に関する倫理指針（令和3年3月23日告示、同年6月30日施行）をもとに作成されている。

## 3 「チェックリスト1」特定臨床研究における研究計画最終化

### ① 研究の標題、番号、作成日

改訂が行われた場合には、改訂番号及び改訂日を記載する。

### ② 臨床研究の実施体制

（ア）研究責任医師の氏名及び職名、並びに医療機関の所在地及び連絡先

（イ）データマネジメント、統計解析、モニタリング及び監査責任者、研究・開発計画支援担当者、調整管理実務担当者並びに研究代表医師及び研究責任医師以外の研究を総括する者の氏名、職名及び連絡先

（ウ）その他臨床研究に関連する臨床検査施設並びに医学的及び技術的部門・機関の名称及び所在地

（エ）開発業務受託機関に業務を委託する場合には、開発業務受託機関の名称及び所在地並びに委託する業務の内容及び監督方法

### ③ 臨床研究の背景

参考文献、根拠データ等に基づき、わかりやすく簡潔に記載する。

（ア）国内外における対象疾患の状況（対象疾患に関する疫学データを含む）

（イ）これまでに実施されてきた標準治療の経緯及び内容

（ウ）現在の標準治療の内容及び治療成績

（エ）当該臨床研究の必要性につながる、現在の標準治療の課題、不明点等

（オ）当該臨床研究に用いる医薬品等に関する以下の情報

i）当該医薬品等の名称（一般名及び販売名）

ii）投与経路、用法・用量及び投与期間

iii）対象集団（年齢層、性別、疾患等）

iv）当該医薬品等の有効性及び安全性に関して、非臨床試験、他の臨床研究等から得られている臨床的に重要な所見

v）当該医薬品等の投与による利益と不利益（既知のもの、可能性のあるもの）

### ④ 臨床研究の目的

計画している臨床研究のデザインの適切性が判断できるように、研究で明らかにしようとしている点について、わかりやすく簡潔に記載する。

### ⑤ 臨床研究の内容

研究のデザインをわかりやすく簡潔に記載する。

（ア）主要評価項目及び副次評価項目に関する説明

（イ）臨床研究の種類及び手法（例えば、二重盲検、プラセボ対照、群間比較試験等）の説明並びに手順（段階等を図式化した表示）

（ウ）臨床研究におけるバイアスを最小限にする、又は避けるために取られる無作為化及び盲検化等の方法の説明

（エ）臨床研究に用いる医薬品等の用法・用量の説明、国内において製造販売承認等を取得している医薬品等以外の場合は、臨床研究に用いる医薬品等の剤形及び表示に関する記載表示については、少

なくとも医薬品の名称、製造番号又は製造記号、管理に係る事項（保管方法等）について記載する

（オ）研究対象者の参加予定期間及び観察期間（最初の症例を登録したときから、すべての評価項目に係るデータ収集が終了したときまでの期間）を含むすべての臨床研究の工程と期間の説明

（カ）臨床研究の一部及び全体の中止規定又は中止基準の説明（個々の症例について安全性確保の観点から中止すべき閾値を設定できる場合、又は臨床研究全体として重篤な副作用の発現予測の観点から中止すべき閾値を設定できる場合）

（キ）プラセボ及び対照薬（臨床研究において評価の対象となる医薬品等と比較する目的で用いられる医薬品）を含む、臨床研究に用いる医薬品等の管理手順。臨床研究に用いる未承認の医薬品等を、診療に用いる医薬品と別に管理する必要がある場合には、その管理場所及び数量、据付け型医療機器の研究終了後の取り扱い等を含む。

（ク）無作為化の手順

（ケ）症例報告書に直接記入され、かつ原資料と解すべき内容の特定

### ⑥ 臨床研究の対象者の選択、除外並びに研究中止に関する基準

科学的根拠に基づき、研究対象者の人権保護の観点から慎重に検討する。

（ア）選択基準は、臨床研究の有効性が示された場合にその治療を適用することが妥当とみなされる集団を規定する基準である。対象疾患、年齢、性別、症状、既往疾患、併存疾患に関する制限、臨床検査値等による閾値、同意能力等を明確に記述する。

（イ）除外基準は、選択基準で示される集団に属するが、特定の状況下でリスクが高くなり臨床研究への参加が倫理的でない、また、臨床研究の有効性・安全性評価に影響を及ぼすと判断されることを規定する基準である。

（ウ）中止基準は、いつ、どのようにして臨床研究の対象者の参加を中止とするか理由を含めて規定する。また、中止後、どのようなデータをいつ集めるかも含めて記載する。

（エ）やむを得ず、同意の能力を欠く者、同意の任意性が損なわれるおそれのある者を臨床研究の対象者とする場合には、その必然性を記載する。

（オ）不当で恣意的な基準としない。

### ⑦ 臨床研究の対象者に対する治療

（ア）用いられるすべての医薬品等の名称、用法・用量、投与経路、投与期間等の内容（臨床研究の対象者に対する観察期間及びその後のフォローアップを含む）及び入院、通院、食事制限等のスケジュールの内容

（イ）臨床研究実施前及び臨床研究実施中に許容される治療法（緊急時の治療を含む）及び禁止される治療法

（ウ）臨床研究対象者への医薬品の投与等、その他の取り決め事項の遵守状況を確認する手順

### ⑧ 有効性の評価

（ア）有効性評価指標の特定

（イ）有効性評価指標に関する評価、記録及び解析の方法並びに実施時期

### ⑨ 安全性の評価

（ア）安全性評価指標の特定

（イ）安全性評価指標に関する評価、記録及び解析方法並びに実施時期

（ウ）疾病等の情報収集、記録及び報告に関する手順（研究責任医師が研究代表医師に報告すべき重要な疾病及び臨床検査の異常値。報告の要件及び期限を含む）

（エ）疾病等発生後の臨床研究の対象者の観察期間

### ⑩ 統計的な解析

結果の解釈にかかわる主たる解析方法について、統計解析計画書を作成した場合であっても、次に掲げるものを記載する。

（ア）中間解析を行う場合には実施される統計解析手法の説明（計画された中間解析の時期を含む）

（イ）計画された登録症例数並びに臨床研究の検出力及び臨床上の理由からの考察を含む症例数設定の根拠を記載する。なお、多施設共同研究においては、各実施医療機関の登録症例数を特定する。

（ウ）用いられる有意水準

（エ）臨床研究の中止基準（登録症例数が実施予定症例数に達しない時点で、臨床研究の目的と内容に鑑み、明らかに有効又は無効であることが判定できる場合）

（オ）欠落、不採用及び異常データの取り扱いの手順

（カ）当初の統計的な解析計画を変更する場合の手順。変更がある場合は、研究計画書及び統計解析計画書を改訂し、臨床研究の総括報告書においても説明する。

（キ）解析の対象となる臨床研究の対象者の選択（無作為割付を受けた全症例、被験薬投与を受けた全症例、全適格例、評価可能症例等）

### ⑪ 原資料等（臨床研究により得られたデータその他の記録。締結した契約の内容を含む）の閲覧

研究責任医師は、研究計画書又は別の合意文書中に、研究責任医師及び実施医療機関が、臨床研究に関連するモニタリング、監査並びに認定臨床研究審査委員会及び規制当局の調査の際に、原資料等のすべての臨床研究関連記録を直接閲覧に供すべき旨を記載する。

### ⑫ 品質管理及び品質保証

（ア）モニタリングの方法

（イ）監査の方法（監査を実施する場合）

### ⑬ 倫理的な配慮

（ア）臨床研究法及びヘルシンキ宣言等への対応：臨床研究は臨床研究法、ヘルシンキ宣言及び各実施医療機関の規則等を遵守して実施される。

（イ）臨床研究の対象者に生じる利益及び負担並びに予測される不利益、これらの総合的評価並びに負担及び不利益を最小化する対策の倫理的背景や理由

（ウ）研究の実施に伴い、臨床研究の対象者の健康又は子孫に受け継がれ得る遺伝的特徴等に関する重要な知見が得られる可能性がある場合には、臨床研究の対象者に係る研究結果（偶発的所見を含む）の取り扱い

### ⑭ 記録（データを含む）の取り扱い及び保存に関する事項

（ア）利用目的に、他機関に試料・情報を提供することが含まれる場合にはその旨（ゲノムデータを取得する場合はその旨）

（イ）試料・情報（臨床研究に用いられる情報に係る資料を含む）の保管及び廃棄の方法

### ⑮ 臨床研究の実施に係る金銭の支払及び補償

（ア）保険への加入の有無とその内容

（イ）保険以外の補償の有無とその内容

### ⑯ 臨床研究に関する情報の公表

（ア）厚生労働省が整備するデータベース（Japan Registry of Clinical Trials：jRCT）に記録し、公表する旨

（イ）資金提供を受けた医薬品等製造販売業者等と臨床研究の結果に関する公表内容及び時期に関する取り決めがある場合にはその内容

### ⑰ 当該臨床研究の開始及び終了の予定日

**⑱ 臨床研究の対象者に対する説明及びその同意**（これらに用いる様式を

含む）

（ア）多施設共同研究の様式にあっては、各実施医療機関の臨床研究の対象者に対する説明及びその同意に関する記載内容が一致するよう実施医療機関ごとに固有の事項（研究責任医師名や相談窓口の連絡先等）以外の共通する事項を記載する。

（イ）研究計画書の本文に記載するのではなく、別紙でよい。

（ウ）次に掲げる事項を含むこと。

i）インフォームド・コンセントを得る手続き等

ii）代諾者の特定や選定方針等（必要時）

iii）インフォームド・アセントを得る場合の手続き

iv）予期されるすべての利益と不利益の記載

v）臨床研究の対象者から取得された試料・情報について、臨床研究の対象者等から同意を得る時点では特定されない将来の研究のために用いられる可能性又は他の研究機関に提供する可能性がある場合には、その旨と同意を得る時点において想定される内容

（エ）研究対象者となるべき者又は代諾者となるべき者及び立会人が理解できるよう、平易な言葉を用いる。

（オ）説明文書及び同意文書は一体化した文書とする方が良い。

（カ）説明文書及び同意文書の版管理を適切に行う。

（キ）研究への参加継続について研究対象者又は代諾者の意思に影響を与える可能性のある情報が得られたときは、速やかに説明文書を改訂する。

### ⑲ 臨床研究の適正な実施のために必要な事項

（ア）医薬品等製造販売業者等による研究資金等の提供その他の**関与の有無とその内容を記載**。また、寄附金、原稿執筆及び講演その他の業務に対する報酬の提供その他の関与がある場合には利益相反の報告を行う。

（イ）**研究対象者に緊急かつ明白な生命の危機が生じている状況における研究**は、次に掲げる事項のいずれも満たすと判断した場合とし、

下記要件のすべてを満たしていることについて判断する方法を記載する。

i）当該特定臨床研究の対象者となるべき者に緊急かつ明白な生命の危険が生じていること。

ii）その他の治療方法では十分な効果が期待できないこと。

iii）当該特定臨床研究を実施することにより生命の危険が回避できる可能性が十分にあると認められること。

iv）当該特定臨床研究の対象者となるべき者に対する予測される不利益が必要な最小限度のものであること。

v）代諾者となるべき者と直ちに連絡を取ることができないこと。

**⑳ 医療機器に係る臨床研究のうち、以下のすべての事項を満たす臨床研究については、一連の医療機器の評価を行う臨床研究として研究を実施してもよい。**

（ア）対象となる医療機器の構造・原材料又はその両方を変化させることにより、構造・原材料 の最適化を図ることを目的とする研究デザインとなっていること。

（イ）最適化を行うに際し変化させる範囲については、その変化の意図に応じた適切な範囲を設定し、当該範囲内における変化が臨床研究の対象者に対する安全性に明らかな変化を生じないことが科学的に検証されていること。

（ウ）一連の変更した医療機器を臨床研究の対象者に適用する際には、よりリスクが小さいと考えられる順に適用し、適用の都度、安全性を順次検証した上で次の構造・原材料の医療機器を適用する研究デザインになっていること。

**＊特定臨床研究の場合**

臨床研究法における特定臨床研究では、認定臨床研究審査委員会に対し研究計画書と実施計画書（研究計画書のエッセンス及び管理に必要な情報が記載されたもの、厚生労働省が運用するシステム jRCT に入力して作成する）を提出し、厚生労働省に対し実施計画を提出する必要がある。

参考サイト：jRCT（https://jrct.niph.go.jp/）。

## 4 「チェックリスト2」人を対象とする生命科学・医学系研究に関する倫理指針

①研究の名称

②研究の実施体制（研究機関の名称及び研究者等の氏名を含む。）

③研究の目的及び意義

④研究の方法及び期間

⑤研究対象者の選定方針

⑥研究の科学的合理性の根拠

⑦第8の規定によるインフォームド・コンセントを受ける手続き等（インフォームド・コンセントを受ける場合には、同規定による説明及び同意に関する事項を含む。）

⑧個人情報等の取り扱い（匿名化する場合にはその方法、匿名加工情報又は非識別加工情報を作成する場合にはその旨を含む。）

⑨研究対象者に生じる負担並びに予測されるリスク及び利益、これらの総合的評価並びに当該負担及びリスクを最小化する対策

⑩試料・情報（研究に用いられる情報に係る資料を含む。）の保管及び廃棄の方法

⑪研究機関の長への報告内容及び方法

⑫研究の資金源その他の研究機関の研究に係る利益相反、及び個人の収益その他の研究者等の研究に係る利益相反に関する状況

⑬研究に関する情報公開の方法

⑭研究により得られた結果等の取り扱い

⑮研究対象者等及びその関係者が研究に係る相談を行うことができる体制及び相談窓口（遺伝カウンセリングを含む。）

⑯代諾者等からインフォームド・コンセントを受ける場合には、第9の規定による手続き（第8及び第9の規定による代諾者等の選定方針並びに説明及び同意に関する事項を含む。）

⑰インフォームド・アセントを得る場合には、第9の規定による手続き（説明に関する事項を含む。）

⑱第8の8の規定による研究を実施しようとする場合には、同規定に掲

げる要件のすべてを満たしていることについて判断する方法

⑲ 研究対象者等に経済的負担又は謝礼がある場合には、その旨及びその内容

⑳ 侵襲を伴う研究の場合には、重篤な有害事象が発生した際の対応

㉑ 侵襲を伴う研究の場合には、当該研究によって生じた健康被害に対する補償の有無及びその内容

㉒ 通常の診療を超える医療行為を伴う研究の場合には、研究対象者への研究実施後における医療の提供に関する対応

㉓ 研究に関する業務の一部を委託する場合には、当該業務内容及び委託先の監督方法

㉔ 研究対象者から取得された試料・情報について、研究対象者等から同意を受ける時点では特定されない将来の研究のために用いられる可能性又は他の研究機関に提供する可能性がある場合には、その旨と同意を受ける時点において想定される内容

㉕ 第 14 の規定によるモニタリング及び監査を実施する場合には、その実施体制及び実施手順

【参考文献】

1）大橋靖雄，ほか．臨床試験の進め方．南江堂，2006

【利用可能なサイト・ツール】

・NIHR Clinical Trial Toolkit
http://www.ct-toolkit.ac.uk/routemap/
・臨床研究法施行規則
https://elaws.e-gov.go.jp/document?lawid=430M60000100017
・臨床研究実施計画・研究概要公開システム（jRCT）
https://jrct.niph.go.jp/

# 20 試験関連文書の作成

キーワード SOP (Standard Operating Procedure)、業務マニュアル

重要ポイント
1. 標準業務手順書・規程の作成
2. 研究実施中業務マニュアル・業務フロー

## 1 標準業務手順書・規程の準備

標準業務手順書（Standard Operating Procedure:SOP）とは、“研究に係る業務が恒常的に適正に実施されるような標準的な手順を定めた文書”であり、業務の結果が均質となるよう品質保証を目的とした、誰がいつ、何をするかが記された文書である。

「人を対象とする生命科学・医学系研究に関する倫理指針（以下、倫理指針）」では、臨床研究を開始するにあたり、研究機関の長は、研究を適正に実施するために必要な体制・規程を整備することとなっている。SOP・規程には、「重篤な有害事象への対応」「モニタリング及び監査」「研究に係る試料及び情報等の保管」等の手順が含まれる。

また、内容に応じて、統計解析やデータマネジメントに関する手順書等も必要となってくるため、その場合は担当者を交え手順書を作成する。しかしながら、倫理指針では、SOP・規程に関する詳細な規定がないため、その他の内容については、各研究機関の判断で作成することとなる。

一方2018年4月に施行された臨床研究法では、疾病等への対応、利益相反管理等において従来の臨床研究と異なる手順が発生するため、臨床研究法に則り臨床研究を実施する場合は、参照する手順書や規則が臨床研究法に対応したものであるかという点についても留意する。

現在、ほとんどの研究機関において、一通りのSOP・規程は整備されていると考えられるが、これから臨床研究を始める研究者や分担者は、まず自機関にあるSOPを熟知し、研究を開始する必要がある。

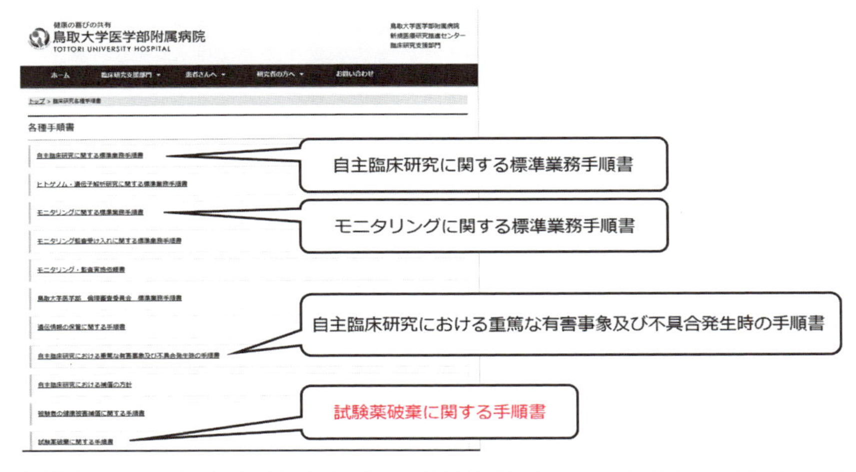


図 20-1　鳥取大学医学部附属病院　新規医療研究推進センター臨床研究支援部門ホームページ　各種手順書公開ページ

鳥取大学医学部附属病院では新規医療研究推進センター臨床研究支援部門のホームページにて、SOP や手順書を公開している（図 20-1）。また、日本医師会治験促進センターにて医師主導治験を対象とした SOP の各種ひな形が公開されているので、SOP・規程作成の際に参考にされたい。

## 2 臨床研究ごとの業務マニュアル

ここでは、臨床研究のより具体的な実施手順を示し、業務の効率化のために作成し、適宜利用する「業務マニュアル」の準備について紹介する。ここでいう業務マニュアルには、1 章の SOP・規程をもとに業務手順、担当者氏名や連絡先等の詳細情報を含む、具体的な実務の手順について試験ごとに定めた試験関連文書が含まれる（表 20-1）。業務マニュアルの目的も SOP・規程と同様、コンプライアンスの徹底と、各手続きが計画通りに進み、品質保証が計られることにある。業務マニュアルには、表や図をベースにした業務フローを含み、いつ、何をするかを簡潔、詳細に示す（図 20-2）。

また、研究開始時のキックオフ会議では、これらのマニュアルをもとに会議を進行する。会議終了後には研究実施計画書、同意説明文書とともにファイリングし、研究チームのメンバーに配布することで、臨床研究の適正な運営・管理を行う。

**表 20-1　試験関連文書の例（多施設共同臨床研究）**

| | |
|---|---|
| 1. 研究対象者識別コードリスト | 10. 注意事項　説明資料 |
| 2. 適格基準確認票 | 11. クオカード送付書・受領書（施設責任者）．受取書（患者用） |
| 3. スケジュール表（医師用、患者用） | 12. 重篤な有害事象報告書 |
| 4. 症例ファイル用チェックリスト | 13. 安全性情報報告書 |
| 5. ワークシート | 14. 臨床検査業務手順書 |
| 6. 研究薬管理手順書 | 15. EDC 利用手順書 |
| 7. 研究薬取り扱い（納入依頼～受領） | 16. モニタリング手順書 |
| 8. 研究薬取り扱い（院内手順） | |
| 9. 研究薬管理簿（様式） | |

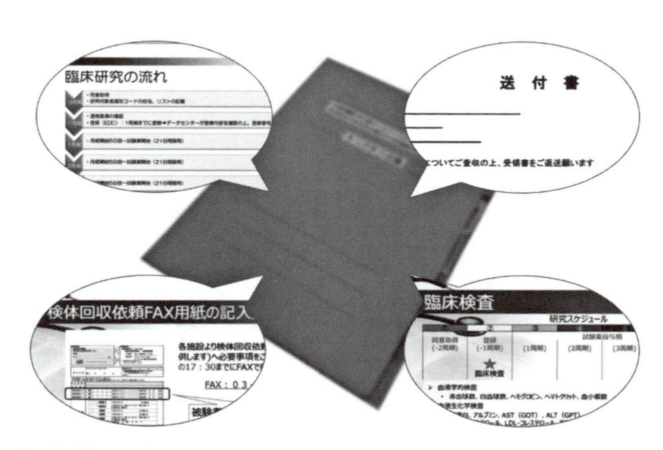


**図 20-2**　業務マニュアル一式を収めた研究ファイルのイメージ

**【参考文献】**

1) 臨床試験のモニタリングと監査に関するガイドライン．臨床薬理 2015; 46: 133-178.

# 21 倫理審査委員会

キーワード 人を対象とする生命科学・医学系研究に関する倫理指針、研究実施計画書、同意説明文書、利益相反、臨床研究法

重要ポイント

1. 倫理審査の役割、流れを理解する。
2. 適切な倫理審査委員会を自ら選定し、申請する。
3. 倫理審査に必要な書類を確認する。
4. 研究期間中に必要な手続き（変更・定期報告・重篤な有害事象報告）を理解する。
5. 中止・終了報告を忘れない。

## 1 倫理審査委員会の役割

### 1.1 役割

倫理審査委員会は研究責任者から研究の実施の適否等について意見を求められた場合に、「人を対象とする生命科学・医学系研究に関する倫理指針」に基づき[1]、倫理的観点及び科学的観点から、研究機関及び研究者等の利益相反に関する情報も含めて中立的かつ公正に審査を行う委員会である。倫理審査委員会の役割は研究責任者に対し、審査した研究について必要な意見を述べることであって、研究者に「研究の許可」を直接与えるものではない。

### 1.2 審査内容

倫理審査委員会は「人を対象とする生命科学・医学系研究に関する倫理指針」に基づき、倫理的観点及び科学的観点から、研究機関及び研究者等の利益相反に関する情報も含めて、リスクとベネフィットについて中立的かつ公正に審査を行う[2]。

### 1.3 構成委員

「人を対象とする生命科学・医学系研究に関する倫理指針」第4章 第11 倫理審査委員会の役割・責務等に倫理審査委員会の構成が以下のように明記されている。

① 医学・医療の専門家等、自然科学の有識者が含まれていること。

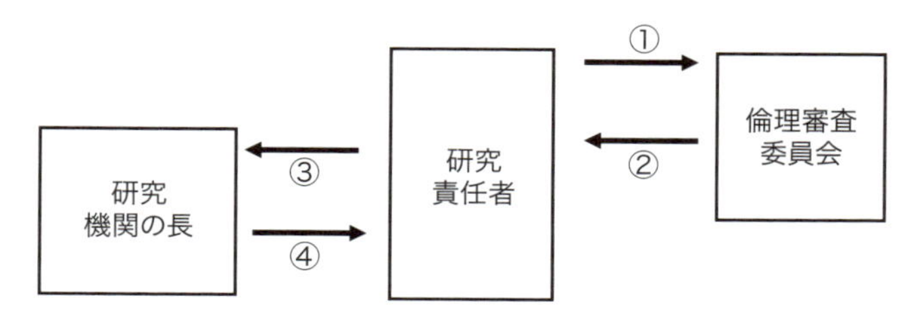


図 21-1　審査の流れ
①意見を聞く　②承認　③許可申請　④研究実施の許可

② 倫理学・法律学の専門家等、人文・社会科学の有識者が含まれていること。
③ 研究対象者の観点も含めて一般の立場から意見を述べることのできる者が含まれていること。
④ 倫理審査委員会の設置者の所属機関に所属しない者が複数含まれていること。
⑤ 男女両性で構成されていること。
⑥ 5 名以上であること。

自然科学又は人文・社会科学の専門家だけではなく、一般の立場から意見を述べることのできる審査員が必ず含まれることから、研究実施計画書作成の段階から、専門用語、略語の使用をできるだけ避けて研究内容を説明できるようしておく。

### 1.4　審査の流れ

審査の流れは図 21-1 に示す。「研究実施の許可」は審査意見を踏まえて研究機関の長が与える。

## 2　倫理審査委員会の審査対象

### 2.1　審査対象

倫理審査委員会の審査対象は「人を対象とする生命科学・医学系研究に関する倫理指針」[1] によると以下の通りである（すべての施設に適用されてい

るとは限らない)。

① 個人の健康に関する情報を用いた疫学的手法による研究

② 侵襲、介入の有無にかかわらず、研究対象者から新たに取得した試料・情報を用いる研究や、既存試料・情報を用いる研究

※学会発表、論文作成等のためのカルテ調査、後ろ向き観察研究も審査の対象となる。

## 2.2 審査の対象外

審査対象とならない例として以下がある(すべての施設に適用されているとは限らない)。

- 以後の医療における参考とするため、診療録を見返し、又は退院患者をフォローアップする等して検討する。
- 他の医療従事者への情報共有を図るため、所属する機関内の症例検討会、機関外の医療従事者同士の勉強会や関係学会、医療従事者向け専門誌等で個別の症例を報告する(いわゆる症例報告)。
- 既存の医学的知見等について患者その他一般の理解の普及を図るため、出版物・広報物等に掲載する。
- 医療機関として、自らの機関における医療評価のため、一定期間内の診療実績(受診者数、処置数、治療成績等)を集計し、所属する医療従事者等に供覧し、又は事業報告等に掲載する。
- 自らの機関において提供される医療の質の確保(標準的な診療が提供されていることの確認、院内感染や医療事故の防止、検査の精度管理等)のため、機関内のデータを集積・検討する。

## 2.3 適切な倫理審査委員会へ

本書では「人を対象とする生命科学・医学系研究に関する倫理指針」に基づいた倫理審査委員会について述べており、以下については割愛する(すべての施設に適用されているとは限らない)。

- 治験(医薬品、医療機器、再生医療等製品の承認申請目的の臨床試験)は治験審査委員会に提出する。
- 「臨床研究法」の対象となる特定臨床研究(薬機法における未承認・適

応外の医薬品等の臨床研究、製薬企業等から資金提供を受けて実施される当該製薬企業等の医薬品等の臨床研究）は認定臨床研究審査委員会に提出する義務がある。

- 医薬品等の臨床研究のうち、特定臨床研究（及び治験）以外の研究も、「努力義務」が課され特定臨床研究に準じた取り扱いが求められる場合がある。
- 研究の内容によっては他の指針（遺伝子解析、遺伝子治療等）や法律（再生医療等）にかかわる場合があるので注意が必要である。

## 3 倫理審査委員会の申請準備

研究責任者は申請を行う倫理審査委員会の規程、手順書等を自ら確認し該当する研究デザイン、準拠する指針等を審査対象としている委員会を選定し、申請する。

研究者としての要件を満たしているか確認する。「人を対象とする生命科学・医学系研究に関する倫理指針」には「研究者等は研究の実施に先立ち、研究に関する倫理並びに当該研究の実施に必要な知識及び技術に関する教育・研修を受けなければならない」（第2章 第4 研究者等の責務）とあり、研究者は申請する倫理審査委員会の指定する教育・研修を受講しなければならない（研究責任者だけでなく研究分担者も同様であることに注意）。

また、同指針には「研究期間中も適宜継続して、教育・研修を受けなければならない」ともあるため、研究期間中も1年に1回（施設によっては複数回）は指定されている教育・研修を受けなければならない場合があることに注意する。

## 4 提出書類

### 4.1 申請書類

申請する倫理審査委員会の申請様式に必要事項を記入する。倫理審査委員会によって、申請媒体（紙申請もしくは電子申請システム）が異なるので注意する。

### 4.2 研究実施計画書

申請時には申請書や同意説明文書と齟齬がないか確認する（研究実施計画書の作成について ☞ 第 7 章及び第 19 章）。

### 4.3 同意説明文書

申請時には申請書や研究実施計画書と齟齬がないか確認する（同意説明文書の作成について ☞ 第 16 章）。

### 4.4 利益相反に関する書類

研究実施機関の様式に沿って記入する（利益相反について ☞ 第 5 章）。

### 4.5 その他の書類

その他、必要に応じて提出する書類を以下に示す。

- 主幹施設における研究実施計画書及び研究許可書（多施設共同研究の場合、主幹施設と事前に情報を十分共有しておく）
- 使用する薬剤の添付文書
- アンケート用紙
- その他、倫理審査委員会から求められた書類

## 5 変更申請

研究責任者は研究実施計画書又は同意説明文書に変更が生じた場合、倫理審査委員会に変更申請を行わなければならない（変更申請に関する具体的事項 ☞ 第 33 章）。

## 6 重篤な有害事象報告

侵襲を伴う研究の実施において、研究責任者は重篤な有害事象の発生を知った場合は速やかに、倫理審査委員会の意見を聴き、研究機関の長に報告する義務がある（具体的な事項 ☞ 第 32 章）。

報告の手順については研究実施計画書及び研究実施機関の手順に従う。

## 7 定期報告

研究責任者は研究の進捗や実施状況、有害事象の発生状況を審査委員長及び研究機関の長に定期的に報告しなければならない。報告の時期や内容については倫理審査委員会の規定や手順に従う。

## 8 終了・中止報告

研究責任者は研究を終了又は中止する場合は、研究終了・中止の手続き等を行わなければない（試験中止について☞第34章、試験終了報告について☞第40章）。


【参考文献】

1）文部科学省・厚生労働省・経済産業省．人を対象とする生命科学・医学系研究に関する倫理指針（令和5年3月27日）
2）神里彩子，ほか（編）．医学・生命科学の研究倫理ハンドブック．東京大学出版，2015


【利用可能なサイト・ツール】

・ICR 臨床研究入門．
https://www.icrweb.jp/icr_index.php（要：ユーザー登録）

# 22 試験登録

キーワード 臨床試験データベース、UMIN-CTR、Japic-CTI、JMACCT-CTR、jRCT

重要ポイント
1. 臨床試験データベース登録の必要性
2. 臨床試験データベースの種類
3. 臨床試験データベースの登録項目
4. 臨床試験登録時の注意点

## 1 日本の臨床試験のデータベースの概要

わが国では臨床試験を実施する際には、公開データベースに事前に登録することが義務付けられている。国内にある臨床試験の情報を登録・公開するデータベースとして、これまで国立大学附属病院長会議（UMIN 臨床試験登録システム；UMIN-CTR）、及び社団法人日本医師会による 3 つのデータベースが存在している（表 22-1）。これら 3 つの機関は国立保健医療科学院の運営参画を伴う協力体制を構築しており、Japan Primary Registries Network（JPRN）という枠組であり世界保健機関（WHO）指定の登録機関（WHO Primary Registry）として 2008 年 10 月に認められている[1)]。

また、臨床研究に関する審査意見業務を行う認定臨床研究審査委員会について、臨床研究法に基づき、厚生労働大臣に対する認定の申請や届出等の手続きを行うためのシステムとして、認定臨床研究審査委員会申請・情報公開システム（jRCT：Japan Registry of Clinical Trials）が 2018 年 4 月に公開されている（表 22-1）。

これらのデータベースには、それぞれ独自の入力項目はあるものの共通した入力項目として主に表 22-2 に記載した事項の登録が求められている[1)]。またそれぞれのデータベースはインターフェイスが異なるものの、国立保健医療科学院の「臨床研究〔試験〕情報検索サイト」（表 22-1）が上述の 3 つのデータベースを統合している。そのため、すべてのデータベースの情報を対象とした検索を実行できる。

表 22-1　わが国の臨床試験データベース

| サイト名 | URL |
|---|---|
| jRCT | https://jcrb.niph.go.jp/ |
| UMIN-CTR | http://www.umin.ac.jp/ctr/index-j.htm |
| 国立保健医療科学院臨床研究［試験］情報検索サイト | https://rctportal.niph.go.jp/s/ |

表 22-2　各臨床試験データベースの共通登録項目

| 項目番号 | 項目名 |
|---|---|
| 1 | 研究に対するユニークな識別番号 |
| 2 | 研究登録日 |
| 3 | 研究に対するその他の識別記号 |
| 4 | 研究費提供元 |
| 5 | 主要な実施責任組織 |
| 6 | 共同実施組織 |
| 7 | 研究の問い合わせ先 |
| 8 | 研究責任者の連絡先 |
| 9 | 正式な名称 |
| 10 | 科学的な名称 |
| 11 | 臨床研究を実施する国 |
| 12 | 対象疾患 |
| 13 | 介入 |
| 14 | 主要な適格基準・除外基準 |
| 15 | 研究のタイプ |
| 16 | 研究開始予定日 |
| 17 | 目標症例数 |
| 18 | 進捗状況 |
| 19 | 主要アウトカム（評価項目） |
| 20 | 副次アウトカム（評価項目） |

## 2 臨床試験登録の必要性

臨床試験の登録が必要な理由は、一般的に大きく次の 3 点で説明される。

### 2.1　科学的根拠－出版バイアスの防止

新しい治療法や手法が従前のものに比して優れていることを示す結果（ポジティブな結果）が得られた場合と、有意に優れていなかったり期待に反していたりすることを示す結果（ネガティブな結果）が得られた場合とでは、前者の場合に、より結果が公表されやすいことが知られており、それを「出版バイアス」と言う。これは、一般的に、世の中の関心がポジティブな結果に集中しがちであることに原因がある。雑誌編集者はネガティブな結果を雑誌に掲載しようとする動機が弱くなり、研究者も期待に反した結果の場合、論文化に消極的になるためである。

出版バイアスの弊害として、次のようなことが考えられる。ある治療法についてのより真実に近い有効性を示すことを目的に、関連する複数の試験結果を統合して解析することがある。このような統合的解析の対象となる試験は、公表されたものが当然多くなる。ネガティブな結果は公表されているものが少ないため、ネガティブな結果が公正に解析に統合されず、その治療法の有効性が過大評価されてしまう可能性がある。ここで、研究者がポジティブな結果だけを意図的に公表すると、研究者にとって都合のよい結論が誘導できてしまうことになる。また、無効な治療法が公表されないために、実施する意義のない試験が繰り返されることは、研究資源の浪費とも言える。

試験登録は、出版バイアスを防ぐことを目的に試験開始前から行い、ポジティブ結果もネガティブ結果もすべて公平に発表することが重要である。出版バイアスが疑われる場合には、関連する試験結果の見方が変わってくるとことが考えられる。

また最近では個別データの公開についても記載が必要である。これはICMJEが提唱するData Sharingが広く求められるようになった影響である。将来、データベースが統一化することになればメタ解析が容易になると考えられる。

## 2.2 倫理的義務

医学研究に携わる者の倫理指針を示すヘルシンキ宣言において、ポジティブな結果、ネガティブな結果とも広く利用可能な方法で公表しなければならないという条文がある。試験結果が世の中に還元され、活用されることを願っている試験参加者への倫理的配慮からも、ネガティブな場合を含む結果の公正な公開が求められている。

実施する意義のない試験が繰り返されることは、上述したように研究資源の浪費ばかりでなく、参加者に不利益をもたらしかねない、研究実施における倫理にも関連する問題である。

### 2.3 臨床試験参加者募集の促進

歴史的には、臨床試験登録が必要な理由として最も早くから提唱されており、約30年前に提唱された。より優れた癌の治療法を、より早く世の中に送り出すことを目的に、米国内でどのような臨床試験が実施されているかをリストアップし、広く医師や患者に公開することから始まった。臨床試験の実施に関する情報を公開することで、被験者登録が促進され、その分、結果が早く得られることを期待して提唱されたのである。この考え方は、現在でも通じるものであり、癌に限らず、致死的な疾患や患者数の少ない疾患の治療法の開発を促進する重要な手段と考えられている。

## 3 臨床試験登録時の注意点

登録完了後（WEB上で公開後）に試験実施計画書が改訂された場合、及び登録内容を変更する必要が生じた場合（例：試験進捗の変更等）には、速やかに登録内容の更新が必要となる。

臨床試験を登録する時期としては、試験開始前（第1例目の症例の登録前）が原則である。「人を対象とする生命科学・医学系研究に関する倫理指針」で臨床試験登録の必要性が要請されている臨床試験については、試験開始前に登録しないと当該倫理指針に反することになる。また、試験開始前の臨床試験登録を、多くの雑誌が投稿を受理する要件としている。

【参考文献】

1) 厚生労働省. 世界保健機関による日本の治験・臨床研究登録機関の認定について（Japan Primary Registries Network の認定について）. 2008.10.17
https://www.mhlw.go.jp/topics/2008/10/tp1017-1.html

【利用可能なサイト・ツール】

- UMIN-CTR　http://www.umin.ac.jp/ctr/index-j.htm
- Japic-CTI　http://www.clinicaltrials.jp/user/cteSearch.jsp
- 国立保健医療科学院 臨床研究［試験］情報検索サイト　https://rctportal.niph.go.jp/s/
- jRCT　https://jcrb.niph.go.jp/

# 23 施設契約

キーワード 治験、受託研究、CRO、SMO

重要ポイント

1. 医療機関と外部施設の間で、金銭もしくは臨床データのやり取りがある場合は、必ず施設契約を締結する。
2. 臨床研究法の下では、製薬企業からの寄附金による研究はできず、資金提供の契約を締結し、特定臨床研究として実施する必要がある。
3. 必要な場合は、三者間契約を締結する。

## 1 臨床試験における契約とは？

臨床試験における契約と聞くと、読者には「治験」が頭に浮かぶかもしれない。確かに企業主導の新薬治験では種々の契約を施設が結ぶ必要があるが、治験以外の臨床研究でも必要になる場合がある。

2017年の改正倫理指針に「文書による契約を締結するとともに、委託を受けた者に対する必要かつ適切な監督を行わなければならない」との記載がある。同年公布、2018年施行の臨床研究法では、第32条に（契約の締結）が明記され、同法の対象となる臨床研究では企業等から資金提供を受ける場合は契約が必須化されている。

この流れを受け、最近では治験以外の臨床研究でも契約締結が実施されるようになってきている。製薬企業等の外部機関が依頼者となって実施する臨床試験では、治験と同等の施設契約が必要である。研究者が実施する臨床試験でも、医師主導治験では外部機関に業務委託を行うことが多く、この場合は業務委託契約が必須である。

それ以外の、研究者主導の臨床研究でも、大規模な多施設共同研究では外部監査やモニタリングが実施される機会が増加しており、これらの研究でも業務内容や金額を定めた業務委託契約が必要である。内部の研究者が単施設で実施する場合でも、データ管理や解析を外部に依頼する場合は業務委託契約が必要になる。臨床研究の種類別の契約を表23-1に示す。

なお、本書では企業治験は原則対象外としているが、本章に関しては治験をベースにした方がわかりやすい点が多いため、治験を含める形での記載になっている。研究資金提供に関する契約は、本書の第5章「研究費の獲得と利益相反（p36～）」を参照されたい。

## 2 臨床研究業務における契約相手と業務内容

### 2.1 受託臨床試験機関（Contract Research Organization：CRO）

CROは、治験の業務を担当する場合、医薬品開発業務受託機関とも訳される。製薬企業から依頼を受けて業務を行い、治験・臨床試験の企画支援、モニタリング、データマネジメント等を実施する。この目的のために、医療機関に臨床開発モニターを派遣して、治験・臨床試験が適切に行われているかの確認や、製薬企業へ治験・臨床試験の結果報告を実施する。

また、製薬企業は、実施医療機関との間で研究契約を締結するが、モニタリング業務は医療機関を訪問し、個人情報を含む医療情報の直接閲覧を伴う。そのため、CROがモニタリングを担当する場合は、製薬企業、医療機関にCROを含む三者間契約を締結する場合がある。

医師主導治験の場合は医師が自ら治験を実施する者となる。CROに業務を依頼する場合は、医療機関とCROとの間で業務委託契約を締結する。このほか企業からの受託研究や、研究者主導研究でも同様の企画支援、モニタリング、データマネジメント契約を行う。

### 2.2 アカデミック臨床研究機関（Academic Research Organization：ARO）

一部の大学病院等にAROが設置され、in houseで臨床研究の支援が実施可能である。プロジェクト管理、モニタリング、データマネジメント、統計解析、監査等すべての業務について実施が可能な場合もある。

このようなアカデミアの支援機能を利用する利点の第一は、科学的議論が可能なことである。科学的な議論が必要なく、一部の機能のみを依頼する場合はCROを選択する方がよいと考えられる。また、コストについても、大学の人件費をベースに換算されているため低く抑えられる可能性がある。一方で間接経費30％は常に発生している。米国ではAROはCROよりコストが高いといわれるが、これにはアカデミアとして多くの利点があるからである。

ARO の利用にあたっては、それぞれの法律及び指針に基づく契約や指名が必要である。医療法では、研究するにあたり、計画書作成、調整事務局、モニタリング、データマネジメントの包括契約を締結するよう支援機関に求めている。

一般的に契約は病院長の捺印が必要であり、事務方の契約に対する理解が必要である。また、国立大学の会計上の問題から、出来高契約を結ぶことはできず、業務発生前に事前に契約等が必要である。これは、公的研究費の「交付決定日」以降の予算使用について可能であるという考え方と同様である。

### 2.3 試験実施機構管理機関 (Site Management Organization：SMO)

CRO が製薬企業の立場で業務を実施するのに対し、医療機関の立場で臨床試験業務をサポートするのが SMO である。医療機関で働く CRC（clinical research coordinator, 臨床研究コーディネーター）を実施医療機関に SMO が派遣することを含め、臨床研究の実施支援業務、被験者への説明やフォロー、スケジュール管理等を実施する。治験に関する業務を担当することが多いが、治験以外の臨床研究においても、症例報告書作成支援等の一部の業務を担当することがある。

通常は、実施医療機関と SMO との間で業務委託契約を締結するが、SMO 業務の費用を負担する企業等を含め、三者契約を締結することがある。

### 2.4 検査機関

医療機関内で実施する臨床検査以外の検査を実施する場合、外部の検査機関で実施することになる。治験の場合は保険適応か否かを問わず、すべての検査が別途契約の対象になる。

それ以外の臨床研究では、保険適応の臨床検査は日常臨床業務と同じ流れになるため施設契約は不要であるが、保険適応のない検査の場合には臨床研究ごとに専用の契約を結ぶ必要がある。これは一般的な臨床検査会社でなく、学術機関等で専門的な検査や研究検査を実施する場合も同様である。

### 2.5　学術機関

臨床試験データの統計解析や集計といった業務は、CRO/AROで実施する場合もあるが、データ管理をCRO/AROと契約しない場合には学術機関の統計家に解析を依頼する場合もある。この場合、統計家の所属する学術機関との契約が必要となる。なお兼業が許可される場合は個人契約も可能である。

### 2.6　製薬企業

医師主導治験や保険適応外の医薬品を用いる研究者主導研究では、製薬企業から医薬品の提供を受けて治験・研究を実施することがある。この場合、医療機関と製薬企業との間で、医薬品提供と医薬品情報（特に安全性情報）の授受に関する契約を締結する。

### 2.7　参加施設

多施設共同の研究者主導研究の場合、研究者は無償で研究に参加することが一般的であるが、データマネジメント、モニタリング等が発生するため、医療機関同士で契約を締結することが一般的となってきている。これに基づく相互モニタリングも多く実施されている。

参加施設に対して研究実施に要する費用が配分される場合には、研究資金を管理する代表機関と参加施設との間で研究契約が締結される。また、訪問モニタリングをCROに委託する場合、原資料の直接閲覧のため、代表機関、参加施設、CROとの間で契約を締結する場合がある。

## 3　臨床研究種類別の契約

### 3.1　治験（企業主導・医師主導）

試験のデータ管理やモニタリング、研究の運営に関する業務については、in houseで行うことが難しい場合には、外部のCROに依頼することがある（表23-1）。これは通常、治験主体となる組織が実施するため、企業治験では製薬企業がCROに依頼し業務委託契約を締結する。

医師主導治験では、CROではなく、AROに業務を依頼することも多い。業務委託契約は医療機関とCRO/AROとの間で締結する。

**表 23-1** 臨床研究種類別の契約

| 契約相手 | 業務 | 治験 | | 受託研究 | 研究者主導研究 | |
|---|---|---|---|---|---|---|
| | | 企業主導 | 医師主導 | | 多施設 | 単施設 |
| CRO/ARO | 業務開始準備に関する業務 | ◎ | ◎ | ○ | ○ | × |
| | 研究実施医療機関との契約手続きに関する業務 | ◎ | ◎ | ○ | ○ | × |
| | 研究使用薬剤の交付・回収に関する業務 | ◎ | ◎ | ○ | ○ | △ |
| | 研究のモニタリング・監査に関する業務 | ◎ | ◎ | ○ | ○ | △ |
| | 安全性情報管理に関する業務 | ◎ | ◎ | ○ | ○ | △ |
| | 症例報告書の回収 /SDV/ 固定に関する業務 | ◎ | ◎ | ○ | ○ | △ |
| | データ解析に関する業務 | ◎ | ◎ | ○ | ○ | ○ |
| | 研究実施医療機関との間の研究終了手続きに関する業務 | ◎ | ◎ | ○ | ○ | × |
| | 資料保管に関する業務 | ◎ | ◎ | ○ | ○ | △ |
| SMO | 研究コーディネーター業務 | ○ | ○ | △ | △ | △ |
| | 研究事務局運営支援業務 | ◎ | ◎ | × | × | × |
| | 施設内部での研究に関する調整業務 | ◎ | ◎ | × | × | × |
| | 研究全体の管理業務 | ◎ | ◎ | × | × | × |
| 検査機関 | 外部機関で実施する特殊な検査に関する業務 | ○ | ○ | ○ | ○ | ○ |
| 学術機関 | データ解析に関する業務 | ○ | ○ | ○ | ○ | ○ |

SMO（Site Management Organization）
CRO（Contract Research Organization）
ARO（Academic Research Organization）
SDV（Source Document Verification）
◎：必須もしくは、契約が一般的であるもの
○：契約した方がよい、もしくは、契約する機会が多いもの
△：場合によっては契約することがあるもの
×：通常、契約は不要であるもの

一方、医療機関内で行う治験管理業務や CRC 業務は SMO と契約をすることが可能である。施設で十分な CRC が確保されている場合は不要であるが、SMO から CRC の派遣を受ける場合もある。こうした業務の SMO への依頼は医療機関が行うものであり、医療機関と SMO が業務委託契約を締結する。

臨床検査等を外注して実施する場合は、検査会社や学術施設等の検査機関との施設契約を締結する。統計解析は CRO で実施する場合もあるが、学術施設等、別機関に依頼する場合もある。後者の場合、以前は施設契約を結ばずに口頭約束等の信頼関係で実施していた場合もあるが、現在では施設契約

が必要とされている。

### 3.2　受託研究等企業から資金提供を受けて実施する臨床研究

企業が研究依頼者となる臨床研究の場合に必要となる契約は企業主導治験と同様である。製薬企業等からの委託を受けて研究者が研究計画を立案する臨床研究を実施する場合、製薬企業等と医療機関との間で研究内容や資金提供に関する契約を締結するが、研究の運営は研究者が行うため、医師主導治験と同様のCRO/ARO契約を締結すべきである。

SMO業務は医療機関で実施する場合もあり必須ではないが、外部のSMOに業務委託する場合は施設契約を結ぶ。この場合、どちらも医療機関とCRO/ARO/SMOとの契約となる。医療機関が自身でAROを有している場合、施設契約は不要であるが、ARO利用に関する施設内審査があることが多い。また、製薬企業も研究に関与する場合は、医療機関との共同研究契約を締結する。

研究者主導研究で製薬企業から資金提供を受けて行う場合は、資金提供に関する契約を製薬企業と医療機関との間で締結するが、研究の運営において必要となる研究は医師主導治験と同様である。資金提供に関しては、以前は製薬企業からの寄附金を原資として研究を実施することもあった。しかしながら臨床研究法には、寄附金でなく企業と医療機関が契約を締結して資金提供を受け入れるように記載されている。

### 3.3　研究者主導研究

公的研究費等の資金で実施する臨床研究に関しては、外部CRO/AROに費用の見積もり、積算根拠を示してもらい、公的研究費の申請を行う。また他施設共同治験の場合、研究費に基づく契約を各施設と結ぶことが必要である。主たる研究者が所属する医療機関自身がAROを保有している、もしくは臨床研究グループ事務局がARO機能を有している場合は、公的研究費支援機関と、医学部でなく附属病院が契約をした上で、in houseで予算の使用が可能であるが、前述のように他の施設やCROとは別途契約が必要である。

公的研究費等を確保して実施される臨床研究の場合、統計解析等を学術機関の統計家が担当することもある。この場合、施設の業務として行うにあたり、施設間の契約が必要である。統計家を分担研究者として研究グループに加え、費用を研究費として配分することもある。この場合、業務内容に関しては口頭の約束になる場合も多い。金銭契約としては問題ないが、私的業務と見なされる実際の解析内容に関しては契約書等の文書で合意を作成しておいた方がよい。

## 4 契約書に記載すべき内容

施設契約の契約書では、以下の内容を含めるべきである。

① 業務内容とその範囲・期間
② 業務に対する責任の所在
③ 業務内容の監督又は成果の確認方法
④ 知的財産権の帰属
⑤ 業務委託にかかわる金額
⑥ 守秘義務の存在と遵守
⑦ 違反した場合の取り決め

一般的な契約と同様に、同じものを二通作成し（三者間契約では三通）、それぞれが押印した同一の書類を各団体が所持する。

# 24 試験薬・資材搬入（一部、管理も含む）

＊本項は、臨床研究の実施に先立ち、試験薬・資材等の搬入を伴う場合に関して記載したものであり、臨床研究を通常の保険診療内で実施する場合には該当しません。

キーワード 試験薬管理に関する手順書、試験薬、試験薬搬入、試験薬受領、試験薬保管、試験薬管理、試験薬回収、試験薬紛失、試験薬廃棄

**重要ポイント**

1. 事前にしっかりした手順書を作成する。
2. 試験薬管理者等が手順を熟知する。
3. 記録・報告はタイムリーに行い、それらの保管も確実にする。

## 1 手順書の作成

試験薬・資材の搬入に先立ち、それらの手順を含む「試験薬等管理の手順書」を研究代表医師が作成する。一般的に記載する事項を以下に示す。試験薬・資材の搬入等に関しては、下記 d ～ g 項に明記する。なお、下記には試験薬に関して記載するが、資材に関してもその記載に準ずるものとする。

a. 目的
b. 試験デザイン：デザインの概要、投与方法、投与量等を明記する。
c. 試験薬の概要：試験薬名、保存方法、使用期限等を明記する。
d. 試験薬の受領：次項に詳述する。
e. 試験薬の取り扱い：次項に詳述する。
f. 試験薬の保管管理：次項に詳述する。
g. 資料の保存：次項に詳述する。
h. 連絡先：研究代表医師、試験薬配送担当者等、明記する。

## 2 試験薬の受領

研究代表医師が所属する医療施設（主幹施設）への試験薬の搬入は、企業からの提供、及び購入の 2 つの方法がある。また、多施設共同研究の場合は、主幹施設から分担研究者が所属する医療施設（分担施設）への試験薬の配送

がある。

## 2.1　試験薬の配送依頼（主幹施設への搬入）

### 2.1.1　企業からの提供

企業からの支援等があり契約に基づき提供が決まっている場合、適切な時期に研究代表医師は該当企業の担当者より試験薬搬入依頼通知（E-mail も可）を受領後、その内容を試験薬管理者等に伝える。試験薬管理者等は通知に記載されている配送依頼方法に従って、施設側の受領者、受領者の連絡先、希望配送日、希望配送時間等を企業担当者に連絡する（E-mail も可）。

### 2.1.2　購入

適切な時期に研究代表医師等は該当薬剤を販売している購入業者から購入する。

## 2.2　試験薬の受領確認

企業から提供を受けた場合、試験薬管理者等は、試験薬及び同梱されている「試験薬交付書（各医療機関規定書式：書式例 1)」「試験薬受領書（各医療機関規定書式：書式例 2）を受領する。試験薬管理者等は試験薬と「試験薬交付書」を照合し、受領した試験薬の内容に間違いがないことを確認した後、「試験薬受領書」に受領日を記入及び署名し、そのコピーを 1 部保管し、原本を研究代表医師へ提出する。同時に、「試験薬受領書」を提供元の企業の担当者宛に、コピーを送付する（FAX 送信も可)。

購入した場合、試験薬管理者等は試験薬と「納品書」を照合し、受領した試験薬の内容に間違いがないことを確認する。その後、「納品者」に受領日を記入及び署名し、研究代表医師へ提出する。

## 2.3　薬剤部への試験薬保管依頼

2.2 で受領した試験薬は原則、薬剤部へ薬剤の保管管理を依頼する。ただし、研究代表医師の所属する医局等で試験薬を管理する場合は下記の薬剤部への依頼手続きは不要となる。

試験薬管理者等は、入手した薬剤を「薬剤保管依頼書（各医療機関規定書式：書式例3)」とともに、その保管を薬剤部へ依頼する。その際、試験薬管理者等を薬剤部員（例：薬剤部長等）に委任する。

### 2.4　試験薬の配送（多施設共同研究の場合）

一旦、主幹医療施設で受領した試験薬を参加施設に配送する場合は、主幹医療施設の試験薬管理者等が行い、各施設への、又は各施設からの「試験薬交付書」「試験薬受領書」は各施設の書式に従う（原則、書式例の内容は含む）。

## 3　試験薬の取り扱い

### 3.1　試験薬の処方

試験責任医師等は、同意文書に被験者本人の署名が得られたことを確認し、適格性の確認及び症例登録が完了した後、試験薬管理者等に試験薬の払い出しを依頼する。試験薬は当該臨床試験専用とし、被験者以外には使用しない。

試験薬管理者等（薬剤部）は、処方箋に従って試験薬を出庫する。なお、試験薬を薬剤部に未移管の場合は、試験薬管理者等（医局等）出庫する。その際、「試験薬管理表（各医療機関規定書式：書式例4)」に被験者ごとに必要事項を記載する。試験薬管理者等は、試験薬の出庫にあたり臨床試験実施計画書から逸脱が判明した場合は、速やかに試験責任医師にその旨を連絡する。なお、使用済試験薬は回収せず、各医療機関に規定に従い、廃棄する。

### 3.2　未使用試験薬の回収

試験薬管理者等は、試験責任医師等から未使用試験薬の返却等があった場合、「試験薬管理表」に必要事項を記載する。未使用試験薬は試験終了後に廃棄する（廃棄方法は後述）。

### 3.3　試験薬の品質不良

試験薬等に品質不良があるとの情報を得た場合は、研究代表医師、研究責任医師、製造販売元である企業に伝えるとともに、その使用を直ちに中止する。その後、試験薬管理者等はモニタリング担当者に試験薬について不良がある旨、及び被験者への投与状況を連絡する。さらに、研究責任医師は得られた情報を検証し、臨床研究の停止等の講ずる措置について、認定臨床研究審査委員会に報告する。また、その記録を作成する。

## 4 試験薬の保管・管理

### 4.1 保管

試験薬管理者等は、試験薬を所定の場所（試験薬保管庫）に保管し、被験者へ交付する場合、あるいは何らかの必要性がある場合を除き所定の場所以外に持ち出さないようにする。また保管中の紛失等には十分配慮する。なお、試験薬管理者等は、未使用試験薬及び包装（箱等）を試験終了時まで適切に保管し、試験期間中の廃棄・処分は行わない。

### 4.2 紛失

試験薬管理者等は、未使用試験薬を誤って紛失した場合、「試験薬紛失報告書（各医療機関規定書式：書式例 5)」を作成し、研究代表医師へ提出する。また、試験責任医師にも速やかに連絡する。

## 5 試験薬の廃棄（試験終了時）

### 5.1 確認

試験薬管理者等は、使用済試験薬の数量と「試験薬管理表」に記載の数量との整合性を確認する。試験薬の数量に疑義・矛盾が生じた場合は、その理由を確認し、「試験薬管理表」に記録する。試験薬管理者等は「試験薬管理表」の内容を確認し、確認日を記載の上、署名する。

### 5.2 廃棄

試験薬管理者等は、「試験薬廃棄報告書（各医療機関規定書式：書式例 6)」を作成の上、各医療機関の規定に従い適切に廃棄する。試験薬管理者等は、「試験薬廃棄報告書」と「試験薬管理表」を研究代表医師に提出する。

## 6 資料の保管

試験薬管理者等又は試験責任医師は、関連資料を試験の終了、もしくは中止後5年を経過する日まで適切に保管する。

## 7 連絡先

手順書には、研究代表医師、試験薬管理者、モニタリング担当者等の医療機関・診療科、役職、氏名、住所、電話番号、E-mail等を明記し、連絡体制を整えておく。

注）本記載は、臨床研究を単施設で実施した場合、又は多施設共同研究であっても主幹医療機関での手順を示した。多施設共同研究であっては、1）研究代表医師、試験責任医師への報告は、原則各施設の試験薬管理者等から主幹医療施設の試験薬管理者等を経由し行い、また、2）試験薬管理者等の業務は、各施設の試験薬管理者が実施するものとする。

書式例 1

管理番号：ｘｘｘｘｘｘｘｘｘ
西暦　　　　年　　月　　日

# 試験薬交付書

試験薬管理者
ｘｘｘｘｘｘｘｘｘ殿

研究代表医師
ｘｘ大学医学部附属病院
ｘｘ科
教授　ｘｘｘｘｘｘｘｘ

下記薬剤を交付します

記

| **試験課題名** | | | | | |
|---|---|---|---|---|---|
| **医療機関名・診療科名** | | | | | |
| **試験薬名** | | | | | |
| **薬剤番号** | **含量規格** | **Lot.No.** | **数量** | **保存条件** | **使用期限** |
| | | | | | |
| **備考** | | | | | |

書式例 2

管理番号：ｘｘｘｘｘｘｘｘｘ

# 試験薬受領書

研究代表医師
ｘｘ大学医学部附属病院
ｘｘ科
教授　ｘｘｘｘｘｘｘｘ

試験薬管理者
ｘｘｘｘｘｘｘｘｘ
受領者
ｘｘｘｘｘｘｘｘｘ
（受領日）西暦　　年　　月　　日
署名 ＿＿＿＿＿＿＿＿

下記薬剤を受領しました

記

| **試験課題名** | | | | | |
|---|---|---|---|---|---|
| **医療機関名・診療科名** | | | | | |
| **試験薬名** | | | | | |
| **薬剤番号** | **含量規格** | **Lot.No.** | **数量** | **保存条件** | **使用期限** |
| | | | | | |
| **備考** | | | | | |

書式例 3

管理番号：ｘｘｘｘｘｘｘｘｘ
西暦　　　　　年　　月　　日

## 薬剤保管依頼書

ｘｘ大学医学部附属病院
薬剤部
部長　ｘｘｘｘｘｘｘｘｘ殿

研究代表医師
ｘｘ大学医学部附属病院
ｘｘ科
教授　ｘｘｘｘｘｘｘｘ

貴部において、下記薬剤の保管を依頼しますので、よろしくお願いします。

記

| **試験薬名** | | | | | |
|---|---|---|---|---|---|
| **薬剤番号** | **含量規格** | **Lot.No.** | **数量** | **保存条件** | **使用期限** |
| | | | | | |
| **備考　（形状等、他）** | | | | | |

書式例 4

管理番号：ｘｘｘｘｘｘｘｘｘ

## 試験薬管理表（被験者毎）

| 試験課題名 | | | | | |
|---|---|---|---|---|---|
| 医療機関名・診療科名<br>試験責任医師 | | | | | |
| 試験薬名 | | | | | |
| 薬剤番号 | | Lot.No. | | 使用期限 | |
| 保存条件 | | | | | |

| 被験者識別コード | | | 登録番号 | | |
|---|---|---|---|---|---|
| 備考 | | | | | |

| 処方 | | | 回収 | | |
|---|---|---|---|---|---|
| 処方日 | 処方量 | 実施/確認者 | 回収日 | 回収量 | 実施/確認者 |
| | | | | | |
| | | | | | |
| | | | | | |
| | | | | | |
| | | | | | |
| | | | | | |

試験管理者

確認日：　　　　　年　　　月　　　日

署名

書式例 5

管理番号：ｘｘｘｘｘｘｘｘｘ
西暦　　　　年　　月　　日

## 試験薬紛失報告書

研究代表医師
ｘｘ大学医学部附属病院
ｘｘ科
教授　ｘｘｘｘｘｘｘｘ

試験薬管理者
ｘｘｘｘｘｘｘｘｘ
署名 ____________________

下記の試験薬に関し、紛失したことを報告します

記

| **試験課題名** | | | | | |
|---|---|---|---|---|---|
| **医療機関名・診療科名** | | | | | |
| **試験薬名** | | | | | |
| **薬剤番号** | | **Lot.No.** | | **使用期限** | |

| **紛失量** | **理由** |
|---|---|
| | |
| **備考** | |

書式例 6

管理番号：ｘｘｘｘｘｘｘｘｘ
西暦　　　　年　　月　　日

# 試験薬廃棄報告書

研究代表医師
ｘｘ大学医学部附属病院
ｘｘ科
教授　ｘｘｘｘｘｘｘｘ

試験薬管理者
ｘｘｘｘｘｘｘｘｘ
署名 ____________________

下記の試験薬に関し、廃棄したことを報告します

記

| **試験課題名** | | | | | |
|---|---|---|---|---|---|
| **医療機関名・診療科名** | | | | | |
| **試験薬名** | | | | | |
| **薬剤番号** | | Lot.No. | | **使用期限** | |

| **廃棄日** | **廃棄数量** |
|---|---|
| | |
| **備考** | |

# 25 スタートアップミーティングで押さえるべきポイントについて

キーワード　連携、コミュニケーション、モチベーション

重要ポイント
1. 各部門との情報共有と連携
2. コミュニケーションと現場からの情報収集

## 1 目　的

- いわゆるスタートアップミーティングは、企業主導と医師主導とで、その様相は大きく違う。また、治験においてはさらに大きく位置づけが変わっている。本書では主として医師主導の臨床研究を想定して記載している。研究開始前に関係する各部門に必要な情報を提供し、具体的な手順・問題点を確認した上で円滑に試験が実施できる体制を確立する。
- 多施設臨床研究の場合には、参加する医療機関の医師を一堂に集め、研究に関する意思統一を図り、また参加者が互いに交流するきっかけを作る。

## 2 意　義

- 研究の質を高めることにつながる。
- 関連スタッフが集まることで、また多施設の場合、参加者が互いにコミュニケーションを取る機会を得ることにより、以後スムーズな対応・連携が取れる、モチベーションを上げる場としても活用する。
- 研究代表医師は、後述の【スタートアップミーティングにおいて説明・確認すべき主な事項】に基づき、研究の意義、研究を行う上での注意点の確認と周知を行う。これは研究を開始するに当たり、代表医師が行うべき重要な業務である。企業がスポンサーとして行っている研究であっても代表医師が責任を持って行うべきである。また、このような会議を実際に直接顔を合わせて行うことで、時に被験者リクルートがどのくら

いの数がいるのか、現実に即した情報を得られ、研究の進捗の見込みが立つ可能性もある。一方、参加する医師らは、開始前に自施設で発生している問題について、他のサイトの状況を聞いて、問題解決を図るきっかけを得ることができる。

## 3 タイミング

- 医薬品・医療機器及びその他必要な資材・資料が搬入された後（又はその直前）、被験者登録の開始までに実施する。
- 企業との契約等があれば契約締結後。
- 各施設での手順書が概ねできあがっている。

## 4 参加者

- 自施設内での場合：研究にかかわるすべてのスタッフ（責任医師、分担医師、臨床検査技師、薬剤師、看護師、医事課担当者等）
- 多施設の場合：研究代表医師、各施設の研究責任医師、分担医師等、主要な担当者

## 5 準　備

- 資料（研究の実施計画書要約・研究の実施手順・保険外併用療養費に関する資料等）
- 日程の調整
- 場所の確保（参加が予想できる人数に適した開催場所・大きさ）

## 6 スタートアップミーティングにおいて説明・確認すべき主な事項

- 研究対象となる薬品（医療機器）の特徴
  - 作用機序・使用期限・管理方法
  - 安全性・有効性・薬物動態プロフィール（前相の試験結果等を含む）等

- （医療機器の場合）使用方法・管理方法、原理等
- 研究プロトコル詳細
  - 目的及び評価項目
  - 選択・除外基準
  - 投与方法・投与スケジュール
  - 投与開始・中止・休薬・減量基準
  - 登録手順（無作為化・盲検化の手順を含む）
  - 観察・検査スケジュール
  - 併用禁止薬
  - 安全性報告の手順
  - 盲検化解除の手順
- 法規による要求事項等
- 症例報告書の形式・作成方法・作成期限
  - （EDC の場合）利用者権限・操作方法
- 担当者の連絡先
- 全体及び施設における登録目標
- 試験スケジュール（登録期間、フォローアップ期間、試験期間等）
- その他試験特有の事項

## 7 その他スタートアップミーティング前後に実施・確認すべき主な事項

- 試験資材の納入状況（不足の有無等）の確認
- スタートアップミーティングにおける疑義事項のフォローアップ

## 8 補　足

治験のスタートアップミーティングの場合、一般的に参加施設が多数であり、国内全域にわたる、もしくは国際共同である等の背景があり、参加する医師やスタッフが一堂に会することは現実的ではない。

通常、契約後、基本的な役割分担・手順等の準備が終わり、被験者登録が可能となる段階で、サイトごとに行う。治験責任医師以外のスタッフがそれ

ぞれの業務を確認し、実施に関する問題点がないか確認を行うこととなる。
観察研究の場合であれば、収集項目等の周知・調整・収集や記載・入力方法に関する問い合わせを、メール等を用いて行うこともあり得る。県単位程度の研究体制で行うのであれば、一堂に会するミーティングの負荷は大きくないと考えられる。一方、希少疾患等を対象として広域に行う場合であれば、学会等で関係者が集まるときに行うと効率的である。
研究代表者は、これから行う研究の特徴、方向性によって、どの程度のコミュニケーションを持つのが妥当か検討をして、スタートアップミーティングの開催方法を考える必要がある。

9

COLUMN

## PPI（Patient and Public Involvement）を考える

PPIという言葉が社会の中で言われるようになって久しい。Participantから、engagement、involvementと患者・市民が臨床研究の世界に参画するステップが欧米では確実に進んでいる。例えば、米国CTTIでは*Public-Private Partnership*をFDA-Duke大学で行っている組織が存在する。 ここでは、FDAとCTTI間でpatients engagement collaborative meetingが定期的に行われ、公開議事録では2024年9月にFDAのICガイドライン[1)]についての検討会なども開催されている。なお、本ガイドラインでは、「同意プロセスにおいて主要な情報を最初に提示することで、被験者となる可能性のある患者さんと治験責任医師の間で、試験に参加すべきかどうかについての検討を円滑に進めることができる。また、この情報は、試験参加後被験者に有用な知識となり、治験責任医師との今後の話し合いを円滑に進めるのに役立つ可能性がある。」ということが示されている。

一方で、我が国を振り返るとその環境はまだ最初のステップといっても過言ではない。一部、先進的な取り組みを行う医療機関があるが、ほとんどは緒についたばかりといえよう。もちろん、患者・市民参画の具体的な方法についてはAMEDでテキストが発表されており、参考になるのだが、これをスタートするためには、患者・市民と医療者あるいは行政機関、製薬企業との見えない障壁が歴然として存在している。我が国では、医療において医師患者関係がGuardian的関係から教師、友人、車のディーラと権威主義が少しずつ変化している。だが、医療があまりに専門的な領域のため、患者さんと他者の間で共通の言語を持っていないことがその一つと言える。おそらくこれが欧米と我が国でのPPIの差が生まれる原因となったと考えられる。

これを解決することは私たちの役割であるが、容易ではないのは想像に難くない。患者さんとのコミュニケーションを始めるところからスタートした医療機関もある。私たちは、PPIを進めるにあたり、まずは患者・市民と医療者あるいは行政機関、製薬企業で「共通の根を張り言語を話す」ための教育活動から始めることが必要だと思う。



【参考文献】
1) Key Information and Facilitating Understanding in Informed Consent Guidance for Sponsors, Investigators, and Institutional Review Boards. Draft Guidance., FDA, OHRP, 2024

# Ⅲ

# 実行・管理

# 26 試験開始

キーワード 契約、試験薬管理部門、放射線部門、開始前モニタリング、開始後早期モニタリング

重要ポイント
1. 契約や倫理審査の状況を最終確認する。
2. 試験薬の供給体制は整っているか。
3. 放射線治療や画像評価の方法はプロトコルに準拠しているか。
4. 開始前、開始後早期にもモニタリングを行う。

## 1 契約の確認

試験開始にあたっては、試験を依頼した企業や団体、試験薬の提供を受ける企業、業務を委託するCROや検査会社等との間で適切な契約がなされているか、また契約書に不備はないか等を確認することが重要である。

## 2 試験薬の供給体制の確認

### 2.1 試験薬の準備

企業から試験薬や医療機器の提供を受ける試験の場合、試験開始時に試験薬あるいは医療機器が院内に準備されているか、あるいは試験治療開始までに確実に納入される手はずが整っていることが求められる。

また、試験薬の場合は企業への提供依頼から納入までに要する日数を把握し、どのタイミングで提供依頼をすればよいかを試験薬管理部門又は薬剤部等の試験薬管理者等と確認し、試験治療開始に遅れがないようにする。

### 2.2 試験薬の処方体制

試験薬がすでに保険承認されている薬剤の場合、企業から提供された試験薬を処方すべきところ誤って通常の処方を行ってしまう過誤が発生する恐れがある。また、同一薬剤を同時期に複数の試験で用いる場合もある。そのため、通常の診療や他の試験の処方と明確に区別できるようにオーダリングシステムを構築する必要がある。

また、抗がん剤のように自施設の化学療法委員会等の審査及び承認を受け

レジメン登録される必要のある薬剤の場合は、その確認が必須である。

## 3 放射線部門との連携

### 3.1 画像評価方法の確認

臨床試験において放射線学的診断は、登録前及び試験治療開始後の評価項目として重要な位置を占め、不適切な画像評価は試験全体の信頼性を損なうことにつながる。したがって、画像評価の方法がプロトコルで求められた基準を満たしているかを放射線診断部門とともに確認することが重要である。また、試験のための画像評価であることが確実に伝わるようにオーダリングシステムを工夫することが求められる。

### 3.2 放射線治療方法の確認

臨床試験において薬物療法については、当該試験に携わる被験者の主治医（グループ）が計画を立てることが一般的であると考えられるが、放射線治療が含まれる場合は放射線治療医に依頼しなければならない。したがって試験開始にあたっては、当該試験が開始されることを放射線治療部門が把握し、プロトコルに準拠した治療計画を立案・実施できる準備が整っているかを確認する必要がある。また、治療依頼にあたって試験治療であることが確実に伝わるよう連携を図る。

## 4 モニタリング

### 4.1 開始前モニタリング

上記の注意事項を含め、以下に例示する項目を中心に試験開始前にモニタリングを実施することにより、試験開始手続きの妥当性や、試験開始にあたり十分な体制が整っていることを確認する。

① 試験責任医師、分担医師及び試験実施医療機関の要件の確認
② 倫理審査委員会や試験治療に必要な各種委員会の審査結果の確認
③ 公開データベースへの試験の登録の確認
④ 試験薬／試験機器管理の確認

⑤ 試験に関する文書又は記録の保存体制の確認　等

### 4.2 開始後早期モニタリング

たとえ臨床試験経験の豊富な施設であっても、新たな試験の開始早期にはミスが生じやすいことを肝に銘じておく必要があり、以下の項目を中心に開始後モニタリングを行うべきである。

① 被験者からの同意取得の確認

② 被験者の適格条件の遵守及び条件の解釈に誤解がないかの確認

③ 試験薬は適切に準備され処方されているかの確認

④ 評価方法のプロトコルを遵守の確認

⑤ 試験に関する文書又は記録の保存体制の確認　等

【参考文献】

1) 臨床試験のモニタリングと監査に関するガイドライン．臨床薬理 2015; 46: 133-178.

# 27 研究対象者（被験者）対応

キーワード 同意取得、スケジュール管理、服薬指導

重要ポイント
1. 被験者ケア
2. データ欠損時の対応
3. 緊急時の対応

## 1 インフォームド・コンセント

臨床試験は通常の治療とは異なり、薬や治療法の有効性や安全性を評価する目的で実施しており、研究的な側面があるため、被験者に治療上のメリットがないことも多い。

被験者対応の入口は、「インフォームド・コンセント」と言える。臨床試験に参加していただく場合、参加前の文書による同意取得が必須である。また、試験実施中の継続的な情報提供やそれに伴う再同意を行うことも必要である。

### 1.1 同意取得の基本

患者に臨床試験に参加してもらうためには、臨床研究法や各種指針で定められた事項が記載された説明文書を用いて十分に説明し、臨床試験への参加について自由意思による同意を文書により取得することが必要になる。

また、説明する際は、被験者の理解力に応じて説明を行う必要がある。被験者が臨床試験の内容を理解する補助資料を作成・使用することも良い。

なお、被験者が臨床試験に参加するかどうかを検討するための十分な時間を与える必要があり、臨床試験の説明と同意取得は別日にすることが望ましい。そのため、説明しているその場で、すぐ署名を求めるようなことは控える。

### 1.2 社会的に弱い立場にある者

臨床試験に参加しないことにより「不当な不利益を受けるおそれがある者

(社会的に弱い立場にある者)」を被験者とする場合には、その者である必要性を十分に検討した上で試験参加の依頼を行い、同意が自発的に行われるよう十分に配慮する必要がある。

**社会的に弱い立場にある者の例**

医学生、薬学生、歯学生、看護学生、系列の病院及び検査機関の職員、製薬企業の従業員、軍隊の隊員、被拘留者等、序列関係のある集団の構成員が挙げられる。それ以外の社会的に弱い立場にある者としては、治癒しえない疾患の患者、養護施設の収容者、失業者、貧困者、緊急的な状態にある患者、少数民族集団、ホームレス、放浪者、難民、未成年、同意能力のない者等が挙げられる。

## 1.3 代諾者による同意

臨床試験に参加する際、基本的には参加者本人が同意した上で参加する。しかし、参加者が未成年の場合や臨床試験の対象集団（例：重度の認知症や意識障害があるような患者等）によっては、本人が同意の意思を示すことができない場合がある。

そのような臨床試験をやむを得ず実施する場合は、被験者の最善の利益を図りうる者を代諾者として選び、代諾者にも説明を行い、代諾者から文書同意を取得する。また、可能な限り被験者本人からも文書同意を取得する。

臨床研究法施行規則で「代諾者」とは、「臨床研究の対象者の配偶者、親権を行う者、後見人その他これらに準ずる者をいう」となっている。人を対象とする生命科学・医学系研究に関する倫理指針では、「生存する研究対象者の意思及び利益を代弁できると考えられる者であって、当該研究対象者がインフォームド・コンセントを与える能力を欠くと客観的に判断される場合に、当該研究対象者の代わりに、研究者等又は既存試料・情報の提供を行う者に対してインフォームド・コンセントを与えることができる者をいう」と定義されている。臨床研究法においても同義である。

## 1.4 再同意

被験者が臨床試験に同意する場面は最初に参加する際の同意のみではなく、被験者又は代諾者の臨床試験の参加意思に影響するような情報が得られた場合、速やかに被験者又は代諾者に伝え、被験者の臨床試験への参加の継続について、被験者又は代諾者の意思を確認する必要がある。その際、研究者からの一方的な情報提供とならないよう注意を払わなければならない。

この場合、当該情報を被験者又は代諾者に伝え、継続の意思を確認したことを原資料に記録する必要がある。

**臨床試験の参加継続の意思に影響する情報の一例**

- 重篤で予測できない有害事象
- 似た試験の結果が公開された場合（特にネガティブな場合）
- 新たな治療方法が承認された場合　等

### 1.5 同意の撤回

被験者へは、臨床試験への参加に一旦同意した後も自由に同意を撤回できる旨を説明し、研究者は同意撤回をいつでも申し受ける手段を講じておかなければならない。また同意撤回については可能な限り文書で提出してもらい、保管することが望ましい。

## 2 被験者ケア

臨床試験は定められた条件で正しく評価を行うため、参加する被験者は色々な制約を受ける場合がある。そのような状況下において、臨床試験の倫理性の確保だけではなく、科学性や信頼性を確保するために被験者ケアは重要である。

その中でも、被験者からの相談・問い合わせに関しても適切に対応することが必要と考えられる。特に、緊急性がある相談に対応するため、休日や夜間の相談窓口についても、対応できるように整備する必要がある。被験者が相談する窓口を設置し、説明文書等に記載することが望ましい。

### 2.1 被験者からの相談

被験者は色々な不安を抱えながら臨床試験に参加することが多い。臨床試験は通常の治療とは異なり、様々な制約があり、被験者からの相談も多くなる。

相談方法は様々であるが、規定来院日に面談する場合や電話によるものが多い。相談内容としては、体調や来院日、試験薬の服用方法に関する相談が挙げられる。特に体調に関する相談で、医療機関の受診が必要な場合は、どこの医療機関を受診するべきかの相談も受ける場合がある。

### 2.2 試験治療に関する指導

実施計画書に規定された試験治療に従い、試験治療を逸脱なく実施することは、被験者の安全性を確保し、有効性を正しく評価するために重要である。

例えば薬物治療介入、特に内服薬の場合、被験者による自己管理によるところが大きい。また、服薬率が低い場合は、臨床試験を継続できないことや臨床試験の解析対象から除外されることがあるため、服薬率を高く保つことは重要である。

服薬を遵守させるために、試験開始前の指導だけでなく試験実施中の指導が重要であり、試験薬を服用しないことによるリスクも十分説明する。

### 2.3 併用禁止薬等の確認

臨床試験に参加する被験者は、臨床試験で検討したい治療以外も使用している場合があり、臨床試験中に受診する他院・他科で処方された併用薬や実施された処置を確認することも必要である。情報の入手源としては被験者やその家族からの聞き取りやお薬手帳が挙げられる。

また、多くの臨床試験では、有効性評価への影響を回避するため（評価薬剤と同様の薬効を持つ薬剤等）や安全性（薬剤を併用することにより副作用のリスクが高まる等）への影響を考慮し、薬剤や併用療法の制限をかけていることが多く、併用禁止薬等の種類を把握することは重要である。さらに、試験薬投与期間中のみ併用が禁止されているのか、観察（追跡）期間も禁止されているか、どの期間に対して併用が禁止されているかの確認も必要である。

### 2.4 緊急時の対応

被験者は予測できない有害事象により、体調が急変する可能性がある。そこで、被験者の安全性を確保するために、夜間や休日等の緊急連絡先を被験者に説明する必要がある。

また、臨床試験では様々な薬や治療法が実施されており、臨床試験によっては安全性・有効性が確立されていない未承認薬が投与されているような場合もある。そのため、夜間や休日等に体調が変化し、緊急で受診しなければならないような場合において、緊急時に対応する医師に被験者がどのような臨床試験に参加中であるかを伝える方法についても検討の必要がある。

試験参加時に「臨床試験参加カード」といった、試験名や併用禁忌、連絡先等を記載した診察券大のカードを被験者に配布し、他の医療施設受診時に提示してもらう、又は緊急時に連絡を取りやすくする等の方法がよく用いられている。

「臨床試験に参加中である」という情報が緊急時に対応する医師に伝わらない場合、適切な医療が提供できない可能性があり、被験者が不利益を被ることも想定される。そのため、救急部等の院内の関連部署への日頃からの情報提供が重要である。また、日頃から被験者やその家族に対し、試験参加中であること他医療機関でも申し出ることを理解してもらうことも重要と考える。

さらに、緊急時は臨床試験より被験者の治療が優先されるため、やむを得ず、臨床試験で禁止されている薬剤や療法を実施する場合がある。

その後の試験継続の可否やデータの取り扱いに関しては個々の臨床試験で異なるため、実施計画書における規定や効果安全性評価委員会等の意見に従い、取り扱いについて判断する必要がある。

また、重篤な有害事象の場合は研究機関の長や倫理審査委員会への報告が必要になる。

臨床研究法では「有害事象」という言葉ではなく、「疾病等」の報告となり、試験開始前に報告手順を試験計画ごとに定める必要がある。研究チームで十分協議して作成することが望ましい。

## 3 スケジュール管理

検査・観察スケジュールは実施計画書に従い、厳密に管理する必要がある。

必要な検査が抜けると実施計画書からの逸脱になり、場合によっては解析対象から除外されることがあるため注意が必要である。

また、適切なフォローアップができず有害事象の発見の遅れ等、被験者を危険にさらす可能性、被験者の臨床試験に対する協力を無駄にしてしまうおそれがある。

**スケジュールを逸脱する例**

① 被験者が来院しない
② 検査オーダー忘れ（特に日常診療で実施しない項目や外注検査）
③ 研究者がスケジュールを把握していない

## 3.1 スケジュール管理方法

検査スケジュールは実施計画書で規定されており、被験者は規定されているスケジュール通りに来院してもらう。

また、検査規定日は実施計画書上、通常は前後数日のアロワンス（許容）が設定されており、アロワンスの範囲内で来院日を調整することができる。

被験者には説明文書を用いて、来院・検査スケジュールを説明するが、その文書だけでは、いつ来院して、どのような検査を実施されるかを理解することは難しい。特にスケジュールや検査項目が複雑な臨床試験の場合等は、個々の被験者に合わせたスケジュール表を作成し、提供することも逸脱防止に役立つ。

## 3.2 ツールの活用（症例ファイル・ワークシート・チェックリスト）

来院日、イベント発生時に実施すべき事項や必要書類等まとめたツールを使用することは、実施計画書通りにスケジュール管理を行うために有用である。

### 3.2.1 症例ファイル

症例ファイルとは、臨床試験を実施計画書通りに遂行するための補助ツールである。内容は被験者が臨床試験に参加開始時から最終観察終了時まで、VISIT ごとに必要な書類をまとめたファイルである。

**症例ファイルに含まれる資料の例**

① 来院当日に実施すべき事項のチェックリスト
② 選択・除外基準のチェックリスト
③ 説明文書・同意書
④ 症例登録票
⑤ その他試験実施に必要なツール（併用禁止薬リスト、アンケート用紙等）

**注　意**

1）症例ファイルは“補助ツール”であり、実施計画書ではないことに注意する。
2）症例ファイルを作成する際は実施計画書通りになっているか十分留意することが必要である。

### 3.2.2　ワークシート・チェックリスト

ワークシートとは日常診療で通常記録しないデータを臨床試験用に記録するためのツールであり、チェックリストとは来院当日に実施すべき事項をまとめたツールである。

**ワークシートやチェックリストを用意する際に配慮すべき点**

1）チェックリストの項目の順番は来院時の検査等の流れに沿った形式にする。
2）検査項目を示した部分では必ず実施計画書に指定されている条件も合わせて明記する。
3）次回の来院日の許容範囲、次回の検査項目もチェックリストに記載する。

## 3.3　データ欠損時の対応

臨床試験を実施している際に、必要なデータがすべて収集できれば良いが、しばしば実施計画書で収集するとされているデータが収集できない場合がある。その中には、被験者が来院せずに実施計画書で規定されている検査が実施できなかった場合や検査オーダー忘れでデータ自体が存在しない場合、試験評価の手順が遵守されずに自施設手順で測定したため、正しい評価データと認められない場合がある。

被験者が来院しない場合の対処方法としては、来院予定日前にあらかじめ連絡し、来院忘れを防止すること等が挙げられる。また、急遽来院予定日に来られなくなった場合は、アロワンス内で来院が可能な場合は来院をお願いすることも可能である。

検査オーダー忘れの場合は、気づいた時点により、実施できる対応が変わってくる。来院日で被験者が院内にいる時点で気づいた場合は、被験者の了解の元、追加で検査を実施することが可能である。

測定方法等が試験によって規定されている場合は、計画書とは別に評価のための手順書作成や、試験開始前に測定者のトレーニング等を行うことが効果的である。

また、検査内容によっては、一定期間検体が保存されていることもあり、別の検査で実施した保存検体で追加測定が可能な場合もある。

保存検体による測定ができない場合や被験者が帰宅されていた時点で気づいた場合は、アロワンス内で調整することができる場合に限り、被験者に再来院を依頼することを検討する。

最終的にデータが欠測した場合も鑑み、欠測値の取り扱いについて試験開始前に統計解析責任者と協議し、試験計画書に記載しておくことが重要である。

### 3.4 臨床研究コーディネーター（CRC）等の研究支援者によるスケジュール管理支援

通常、治験を行う際は研究者を支援する形でCRCが被験者のスケジュール管理を行う。臨床試験においても治験と同様にCRCの支援を受けることが可能な場合は、逸脱の防止、研究者の負担軽減や被験者ケアの充実の観点からCRCの支援を受けることを推奨する。

【参考文献】

1) 中野重行，ほか(編)．CRC テキストブック第 3 版．医学書院，2013
2) 小西敏郎(監)．CRC のための治験業務マニュアル第 2 版．じほう，2009
3) 臨床研究法施行規則
4) 文部科学省・厚生労働省・経済産業省．人を対象とする生命科学・医学系研究に関する倫理指針（令和 5 年 3 月 27 日）
5) 世界医師会．ヘルシンキ宣言

【利用可能なサイト・ツール】

・日本製薬工業協会．医療機関向けトレーニング資料．
https://www.jpma.or.jp/medicine/shinyaku/tiken/allotment/training.html

# 28 進捗管理

キーワード 役割分担、コミュニケーション、スケジュール管理、チェックリスト、進捗管理

重要ポイント
1. 計画作成時の重要性
2. 役割分担とコミュニケーション
3. スケジュール管理とツール活用
4. 問題点の早期発見と早期対応

## 1 進捗管理の必要性

臨床研究における進捗管理は、研究の質、時間、費用に係る重要な要素であり管理が不十分な場合に、当初計画の延長のため、予算の獲得ができなくなり中止せざるを得ない状況に至ることもある。こうなると、研究に協力してもらう対象者にとって、また医学的成果が得られなくなることでも、大きな損失を招くことになる。

進捗管理は、通常は最初の研究対象者が選択登録された後からとイメージされるが、研究計画策定時から、体制、要員等を明確にし、無理のないスケジュールをきちんと設定しておくことから始まる。そして、通常の対象疾患の患者数ではなく選択・除外基準に合う対象症例が現状で何例登録可能か、期間と参加施設数を設定するところから関与する必要がある。

企業治験ではプロジェクトマネージャーの役割であるが、アカデミア研究の場合、多少状況は異なるかもしれない。進捗管理は研究責任者が担当することが理想だが、あるいは特定の管理者を指名して実施するとよい。管理者を置かないまま研究実施すると大きなリスクを負うことになりかねない。

## 2 早期介入の重要性

進捗管理は上述のように研究開始前からの準備が大切となる。ここでは進捗管理に必要な具体的な事項を説明する。

## 2.1 体制の確認と役割分担

研究により、ARO、CRO を活用する場合は進捗管理業務も委託することができるが、ここでは科内で対応する研究の例を示す。

研究者はモニター、監査業務を兼ねることができないが、進捗管理対応は可能である。研究責任者（医師）あるいは、指名された研究者・研究協力者を進捗管理責任者として選定する。管理責任者は、スケジュールを把握し、進捗の遅れがある場合は理由を確認し、解決方法を研究関係者とともに見出し、対応することになる。

以下、進捗管理を行うためにあらかじめ準備しておくべき事項とツールを示す。

## 2.2 作業と担当責任者

臨床研究を進めるためには、どのような作業を、誰が責任をもって担当し

表 28-1 役割分担表 例

| | 作業内容 | 責任者 | 佐藤 D | 鈴木 D | 高橋 D | 田中 N | 伊藤 N | 渡辺 P | 山本 D |
|---|---|---|---|---|---|---|---|---|---|
| 1 | 計画立案（調査） | 佐藤 | ◎ | ○ | ○ | | | | |
| 2 | 資金調達 | 佐藤 | ◎ | ○ | ○ | | | | |
| 3 | 計画書等作成 | 鈴木 | ○ | ◎ | ○ | ○ | ○ | ○ | ○ |
| 4 | …資料等 | | | | | | | | |
| 5 | 共同研究施設 | 佐藤 | ◎ | ○ | ○ | | | | |
| 6 | 症例候補調査 | 田中 | ○ | ○ | ○ | ◎ | ○ | | |
| 7 | 申請対応 | 鈴木 | ○ | ◎ | ○ | | | | |
| 8 | 同意説明 | 高橋 | ○ | ○ | ◎ | ○ | ○ | | |
| 9 | 登録管理 | 伊藤 | | | | ○ | ◎ | | |
| 10 | 試験薬等管理 | 渡辺 | | | | | | ◎ | |
| 11 | 進捗管理 | 高橋 | ○ | | ◎ | | | | |
| 12 | CRF 記載 | 佐藤 | ◎ | ○ | ○ | | | | |
| 13 | 有害事象等報告 | 佐藤 | ◎ | ○ | ○ | ○ | ○ | | |
| 14 | モニタリング | 山本 | | | | | | | ◎ |

D：医師、N：看護師（CRC）、P：薬剤師他、　◎：責任者、○：支援者

ているか、役割分担表を作成することが望ましい。例えば、研究開始前に表28-1のような分担表を用意する。いわゆる研究計画書に記載される役割ではなく、実際の作業における分担者となる。

さらにその作業をいつまでに実施するのか等、締切日も設定周知し個々の作業のスケジュールも合わせて作成する。各人の役割責任を明確に把握して研究を進めることが進捗管理にとって重要な鍵となる。

また、何らかの理由で、要員が不足した場合にも、その都度役割分担を調整し、対応していくこと、そのためのコミュニケーションを定期的にとる場を設けることも重要である。

## 2.3　研究フローの見える化と手順の把握

臨床研究の質を保つ要素として、研究手順の把握は基本中の基本である。

多忙な診療に合わせて行うことが多い臨床研究では、効率の良い手順を心掛け、正確に実施することが必要である。すべての研究関係者がわかりやすく研究の流れを理解するために、研究の全体が図示され、詳細について手順を検討することが求められる。これらは研究計画書に記載されるべき図である（図28-1）。

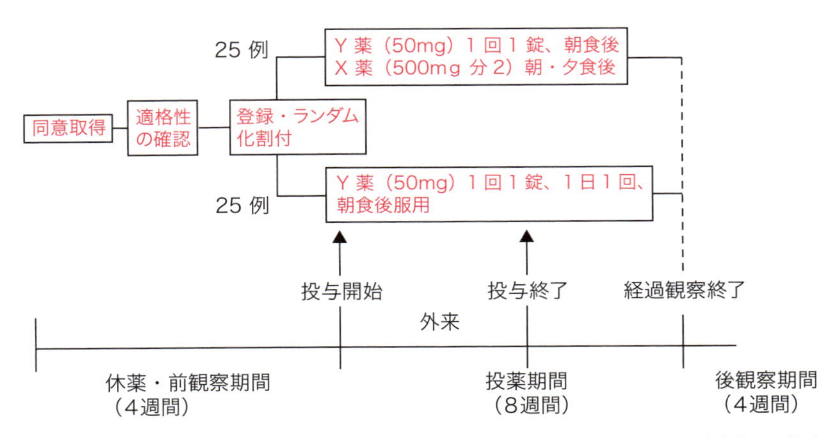


＊同意取得時に行う検査と投与開始直前に行う検査がある。登録割付後、投与開始直前での検査で基準を満たさない場合は中止となる。

図28-1　試験のフローチャートの例

## 2.4 登録症例のチェックリスト

表 28-2　適切な症例登録確認チェックリスト例

| | 選択基準 | Y | N | 備考 |
|---|---|---|---|---|
| 1 | 血清中C型肝炎ウイルス抗体陽性の患者 | ☑ | ☐ | |
| 2 | 試験薬投与前4週間のうちに少なくとも2週上間隔をおいて2回測定したALTの値が2回とも正常上限値を超える患者 | ☑ | ☐ | |
| 3 | 同意取得時において年齢が20歳以上80歳未満の患者 | ☑ | ☐ | |
| 4 | 本研究の参加にあたり十分な説明を受けた後、十分な理解の上、患者本人の自由意思による文書同意が得られた患者 | ☑ | ☐ | |
| 5 | リスクスコア5点以上の○○患者<br>○○ガイドラインのリスクスコア（5項目の血液検査結果、2項目の研究対象者背景）の各項目の総和をリスクスコアの点数とする。 | ☑ | ☐ | |

| | 除外基準 | Y | N | 備考 |
|---|---|---|---|---|
| 1 | ○○疾患の既往がある患者（再発例） | ☐ | ☑ | |
| 2 | 登録前に冠動脈病変を合併している患者 | ☐ | ☑ | |
| 3 | 登録前に解熱している患者 | ☐ | ☑ | |
| 4 | ○○類似疾患である、○○感染症、○○感染症、○○症、○○症候群の疑いがある患者 | ☐ | ☑ | |
| 5 | 180日以内に○○剤の投与を受けた患者 | ☐ | ☑ | |
| 6 | 30日以内に、ステロイド（外用剤を除く）、ステロイドパルス、免疫抑制剤又は血漿交換による治療を受けた患者 | ☐ | ☑ | |
| 7 | X薬、Y薬に対し、過去に過敏症を有する患者 | ☐ | ☑ | |
| 8 | ○○○（外用剤を除く）、○○スタチン、○○スタチン、○○○○、○○キレンを投与中の患者 | ☐ | ☑ | |
| 9 | AST値及びALT値が500 IU/L以上の患者 | ☐ | ☑ | |
| 10 | eGFR値が50 mL/min/1.73m$^2$以下の患者 | ☐ | ☑ | |
| 11 | 試験薬の投与開始前12週以内に他のX薬（試験薬）の投与を受けた患者 | ☐ | ☑ | |
| 12 | 妊娠中、妊娠の可能性がある、産後28日以内、授乳中のいずれかに該当する患者 | ☐ | ☑ | |
| 13 | その他、研究責任者又は、研究者が本研究を安全に実施するのに不適当と判断した患者 | ☐ | ☑ | |

次に、適切な症例が組み込まれることをきちんと確認し、選択・除外基準外の症例登録を防ぎ、脱落、逸脱例を出すことを避けなければならない。症例登録時のチェックリストも進捗管理をするための大切な道具の一つと考えられる（表 28-2）。研究者、CRC が確認し、登録時にミスがないように活用する。ダブルチェックを行う体制が理想的である。

### 2.5　スケジュール表の把握

進捗管理に欠かせないものとしては、研究全体のスケジュール表がある（表 28-3）。これも通常研究計画書、同意説明文書に記載されるべきもので、研究関係者はこの表を常に確認できるように、目につく場所に提示しておくとよい。

## 3　臨床研究の進捗管理

前項では、症例を登録する前に必要な道具及び役割分担等確認事項について述べてきたが、ここからは実際の研究進捗を推進する方法を含めて管理方法例について述べていきたい。

管理を行う上で、最も重要なのは臨床研究関係者間でのコミュニケーションである。定期的なミーティング（例えば毎週 1 回等）を設定し、必要時には緊急ミーティングも開催する。その上で、臨床研究関係者間で常時情報交換を心掛けることが大切になる。

役割に応じて研究期間内における対応時期やイベントの管理内容が異なる。例えば、症例リクルートの管理、登録時の適格性確認管理、症例ごとのスケジュール管理、全体のスケジュール管理、データマネジメント・モニタリングで登録基準、安全性状況・逸脱（不適合）等の確認、変更・逸脱（不適合）・中止等の管理等がある。また多施設共同臨床研究の場合に必要な管理内容もあり、以下これらについて述べる。

### 3.1　研究対象者リクルートについて

研究者（医師）が日々の診療時に適格性チェックシートを用いた研究対象者候補確認、また定期的に研究責任者（医師）、研究分担者（医師）、協力者

**表 28-3** スケジュール表の例（研究対象者候補への同意説明文書中のスケジュール表と同一体裁であることが望ましい）

| 項　目 | 休薬・前観察期間 | 投与開始日 | 投与期間 | | | | | 後観察期間 |
|---|---|---|---|---|---|---|---|---|
| 時　期 | 2～4週前 | 0週 | 投与1週後 | 投与2週後 | 投与4週後 | 投与6週後 | 投与8週後（終了時）又は中止時 | 終了（中止）4週後 |
| 受　診f | 受診1 | 受診2 | 受診3 | 受診4 | 受診5 | 受診6 | 受診7 | 受診8 |
| 同意取得 | ○ | | | | | | | |
| 患者背景の確認 | ○ | | | | | | | |
| 研究薬投与 | | ← | ― | ― | ― | ― | → | |
| 自他覚症状の確認 | ○ | ○ | ● | ● | ● | ● | ● | ● |
| 有害事象の観察a | ← | ― | ― | ― | ― | ― | ― | → |
| 血圧（座・臥）測定 | ○ | ○ | | ● | ● | | ● | ● |
| 脈拍測定 | ○ | ○ | | ● | ● | | ● | ● |
| 体重測定 | ○ | ○ | | ● | ● | | ● | ● |
| 臨床検査g　血液学的検査b | ○ | ○ | | ● | ● | | ● | ● |
| 臨床検査g　血液生化学検査c | ○ | ○ | | ● | ● | | ● | ● |
| 臨床検査g　尿検査d | ○ | ○ | | ● | ● | | ● | ● |
| 胸部X線検査e | ○ | | | | | | | |
| 心電図検査e | ○ | | | | | | ● | ● |
| △△△測定 | ○ | ○ | | ● | ● | | ● | ● |
| □□□測定 | | ○ | | | | | ● | |

・○印は研究薬投与開始前に行う項目、●印は研究薬投与開始後に行う項目
・a：有害事象は、副作用等好ましくないすべての事象のことで、薬との因果関係を問いません。
・b：血液学検査として、XXX、YYY、ZZZ を測定します。これらは研究の安全性を確認するために行います。
・c：血液生化学検査として、XXX、YYY、ZZZ を測定します。これらは研究の安全性を確認するために行います。
・d：尿検査として、XXX、YYY、ZZZ を測定します。これらは研究の安全性を確認するために行います。
・e：投与開始前に一回測定します。
・f：受診 3、4 は±3 日間、受診 5、6、7、8 は±7 日間を許容期間とします。
・g：採血量は受診 1、2 で各○ mL、受診 4、5、7 では△ mL とします。

が科内の対象疾患の患者カルテを確認し、リストアップを行う。

次に、候補者の中から来院予定日を確認した後、同意予定日から研究スケジュールをあてはめて個別のスケジュールを設定しておく（具体的な研究対象者それぞれのスケジュール案　図 28-2、図 28-3）。

研究によっては登録後すぐに介入が開始される場合があるため、その前の訪問時に同意を取っておく。また緊急で対応する場合等はその手順を記載し、すぐに確認できるように、研究に合わせた手順書を研究関係者が認識しておくことが必要である。

もし、事前準備ができなければ、速やかに登録時点からの個別スケジュールを作成しておく。

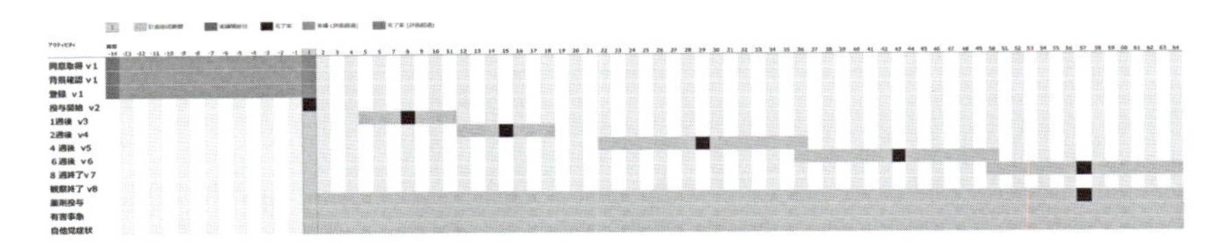


図 28-2　プロジェクト計画シート例（Excel テンプレート用いた対象者スケジュール例）

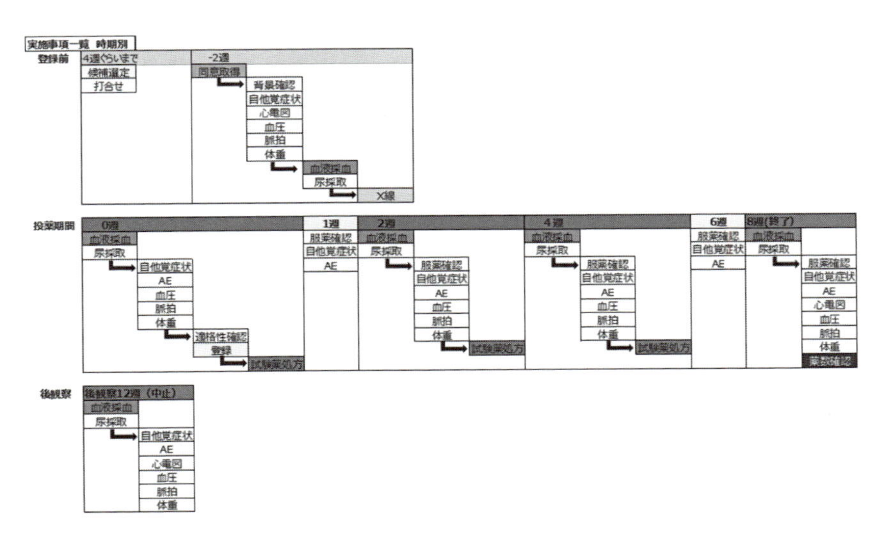


図 28-3　各ビジット時期における実施項目の流れ
（表 28-3 のスケジュールを基に実施手順のイメージを示す）

## 3.2 登録時の適格性確認

適格性についてはリストアップ時に確認していると考えられるが、再度、研究者（医師）が登録前の適格性をチェックリスト等で確認しなければならない。同意書も記載内容（日付、署名、同意）を確認し、保管状況を確認した後、登録を行う。

## 3.3 研究対象者ごと及び登録対象者全体のスケジュール管理

あらかじめリストアップ時にスケジュールを作成していることが望ましいが、遅くとも登録時には設定しておくことが必須である。研究関係者が個別

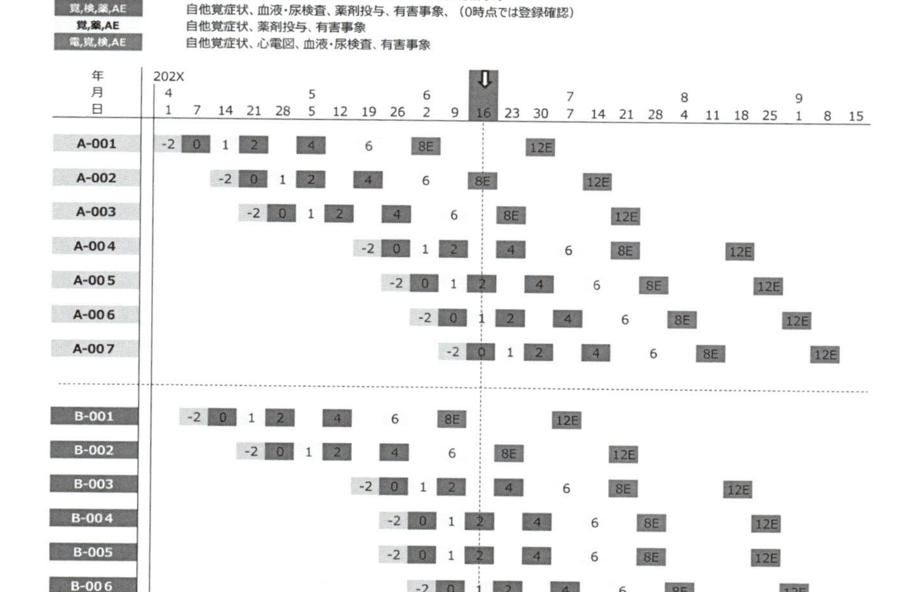


図 28-4　登録症例全体のスケジュール管理表例

現在が6月16日であるとすると、①投与終了：A-002、②2週目：A-005、B-004、B-005、③1週目：A-006、B-006、B-007、④登録開始日：A-007、B-008が該当する。各検査・項目で情報を得る時点になる個々の対象者のスケジュールを登録ごとに追加し全体の研究進捗管理状況を把握する。

の検査日（ビジット）ごとに行う処置、検査等を表現し研究終了までの研究対象者ごとのスケジュールを作成する。

また同時に、各研究対象者のビジットがわかるように登録研究対象者全体のスケジュールをEXCELやガントチャートソフト等を用いて表示し、共有のPCやサーバーに保管し、定期的に更新する（毎日、毎週、新規登録ごと等、研究に合わせた頻度で担当者を決めて行う）（図 28-4）。

ビジット日がずれた場合、次のビジット日のずれの有無についてもプロトコルに合致した許容期間内であることを確認する。開始点を基準に、そこからの期間で途中のずれは調整していくのが一般的である。またその研究対象者に発生した有害事象や逸脱等のイベントについても表にして管理する。個々の問題なのか否か、また、それらを集計すればイベントを集団として把握でき、個で見過ごしていた状況が明確になり、原因の探求や以後の症例での発生予防にも役立つ。

### 3.4　全体のスケジュール管理

進捗管理責任者が試験開始前に研究計画書に示された症例登録期間や研究期間を基に症例登録目標のグラフを示し、関係者がいつでも見られるように

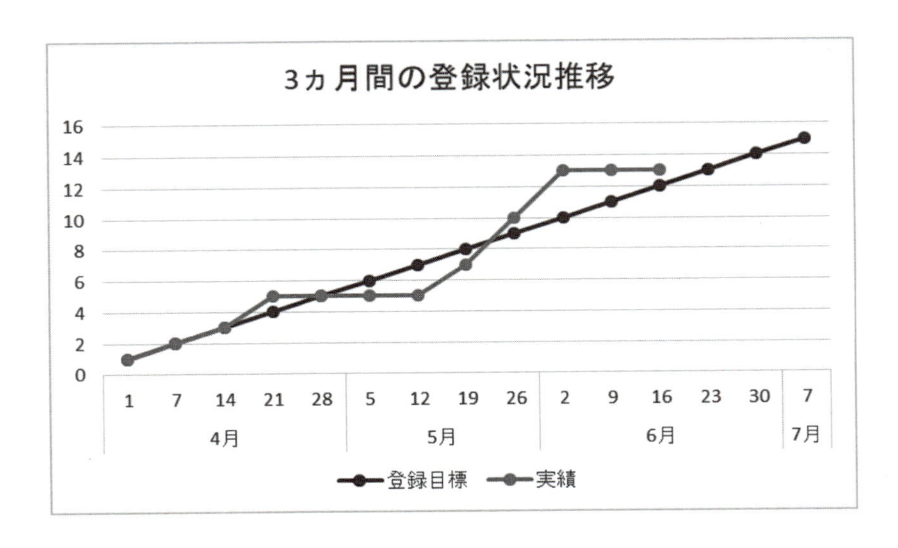


図 28-5　登録進捗状況を示すグラフ例

共有PCやサーバーに保管することが望ましい。登録実績を時期ごとに記録し（図28-5）、定期ミーティングで確認する。

予定と実績の乖離が見られる場合には、その程度によって、より積極的な対象者リクルート方法の検討が必要となる。まずはその原因が何かをチームで話し合い、原因に合わせた対応をとることである。

例えば、適格性に該当する研究対象者候補が予定より少ないことが明白になった場合、適格性基準以上に厳しい候補をリストアップしていた、同意で拒否される機会が多い、説明者により同意率が違う等、開始後数例でおよそのスケジュールイメージを担当者は持つものと察する。しかし、楽観的な見方をいつまでも続けていると乖離幅が大きく対策が大がかりになるため、早い時期に対応することが必須である。

基準に適格な研究対象者候補が予定より少ないことは、もともとの研究計画に問題があるということもあるが、突発的な理由も考えられ、当面できることから対応する。

院内他科への働きかけや、再度リストアップ候補の確認、ポスター、Webサイト利用によるリクルート機会の増大、同意説明の方法の共有化等の対応を行う。どうしても改善しない場合には、変更申請レベルになるが登録期間の延長、あるいは施設の追加参加（共同研究時）等が必要となる。場合によっては、中止判断に陥る場合もある。あまりお勧めはしないが、症例が少ない場合は、すでに登録された症例が除外されないように主要評価項目の評価に影響を与えない範囲での登録適格性の見直しを考慮することもある。

また、登録時の問題だけでなく個々の症例が適切に研究遂行されているかを確認していく必要がある。登録された各症例のスケジュール及び全体の症例スケジュールや状況（有害事象が発生した時期と内容や逸脱があった時期と内容等）を示すようなグラフあるいは表（現時点を示しながら実績を記録できる表）を作成し、共通PCやサーバーで共有するとよい。

いずれ次の研究を行う場合には、研究責任者は、これらの結果を参考にし、最悪の事態にならないように研究計画設計時点から臨床研究関係者で自由に意見を交換し、計画に反映させ、プロジェクトとして成功するように心がけることが大切である。

変更が必要な場合は関係者全員とミーティングで共有し、再度スケジュールの調整を行う。特に変更手続きにかかる時間を考慮した上で早期に取り組み、中断しないように対応することが大切である。

## 3.5 データマネジメント・モニタリングによる安全性状況・逸脱（不適合）の確認

データマネジメント、モニターは研究者とは別の担当者（第三者的に選定される）が行うため、客観的に研究の全体を確認することができる。得られたデータの質が保証されていなければ予定症例が順調に登録されても十分な進捗管理とは言えない。近頃ではEDC（Electronic Data Capture: 電子的臨床検査情報収集）が臨床研究でもよく使用されているため、データマネジメントも臨床研究進捗と並行して確認ができるようになった。ぜひ活用いただきたい（アカデミアではeACReSS、REDCap等がよく使用されている）。

臨床研究法の臨床研究、人を対象とする生命科学・医学系研究に関する倫理指針で侵襲介入研究ではモニタリングが必要とされているが、EDCを用いてのセントラルモニタリングにより多施設共同研究でも、その進捗を確認しながら研究データの質を管理することが可能である。

EDCを用いたセントラルモニタリングでは、検査データの異常値、有害事象名・程度・頻度等をタイムリーにもモニタリングできる。そのため、有害事象報告で確認できる1例ごとの解釈以外のリスク（例えば、1例報告では関連性否定と判断されても、程度にかかわらず介入群の多数例で同じ有害事象が発生していることで、関連性の否定ができない）を、研究責任者（医師）を通じて関係者に共有させることができる。

また計画書や法、規則、指針等からの逸脱が提示されることで研究遂行上の注意点、計画書の問題点等が明瞭になり、進捗管理上、重要な役割となる。

## 3.6 変更、逸脱、中止等の管理

計画変更は、研究を遂行するために当初予定とは異なる状況になった場合に必要となるイベントであるが、その内容と意味をミーティング等で関係者全員が共有し理解しておくことが必要である。

変更に合わせて、どのようにスケジュールや手順が変わっていくのか、誰が担当者になるか等、再度認識し直すことが必要となる。そして新たな版に

表 28-4　記録用シール例

| 年月日 | 年　　　　月 | | 日 |
|---|---|---|---|
| 体重 | kg | 血圧 | / |
| 体温 | ℃ | 心拍数 | /min |

| 服薬状況 | 良 | 欠（前回以後　　日分） | |
|---|---|---|---|
| 有害事象 | 発生時期 | 程度 | 備考 |
| 発熱 | /　/ | 1 2 3 4 5 | |
| 嘔吐 | /　/ | 1 2 3 4 5 | |
| 胃腸障害 | /　/ | 1 2 3 4 5 | |
| 他（　　） | /　/ | 1 2 3 4 5 | |

| 採血 | □済 |
|---|---|
| 採尿 | □済 |

（ビジットごとに実施する検査項目と採取する検査値等をシールにしてノートに貼付する）

基づくスケジュール管理をすべく必要なチャートやツールを変更していく。

新たな担当者が参加する場合はこれまでの経験がない分を考慮して経験者がわかりやすくサポートする。

逸脱は、発生させないための管理が求められる。登録時のチェックリストを活用して適切な対象者を選定し、マネジメントツール（本項で提示した図表、記録用シール（表 28-4）、ワークシート、ポケットプロトコル、ポケットスケジュール表等）を活用してスケジュールからの逸脱を極力防ぎ、データの採取漏れ、記載漏れを防ぐようにする。また、研究早期段階でのモニタリングやデータマネジメントにより問題点を発見できれば、その後の逸脱等を減少させることにつながる。つまり、発生の原因を研究早期に見極め、関係者間で共有することで、問題発生の予防効果が期待される。

中止においては、手順に従い対象者への連絡、以後の対応についての説明等を急ぎ実施する。

### 3.7　多施設共同研究の場合

多施設共同研究の進捗管理は、単独施設でのそれと大きな違いはないが、主幹施設の研究事務局が中心となって参加施設への情報提供等をこまめに実施することが必要になる。

特に、初回申請での必要な書類、途中参加施設等では初回版数が異なる場合もあるため、これらを「どの施設で・どの版の計画書を・いつ審査したか」等をまとめて表にしておき、研究全体が同じ状況で行われているかを常に確認できるようにするとよい（総括報告書を作成する上でも必要となる）。

また症例の登録状況が施設により異なってくることが考えられる場合には、事務局から登録状況を参加施設に定期的に伝えること（定期レター）も必要で、進捗が良い施設から具体的方法等情報を収集し、逆に進捗の悪い施設には他施設の方法等を紹介するとよい（進捗が悪い施設に原因を聞くことも大切ではあるが、プラスの参考情報を流すことが大切）。

長期に及ぶ研究では、参加施設の研究責任者等全体が集まる機会を設けて、状況の共有化、進捗状況を改善するためのアイデア、問題点と解決案等を議論、共有化し、今後の予定や登録目標を再確認する（テレビ会議等も活用できる）。

3.4でも示したが、症例一覧として、主要な項目、イベント、有害事象発生等をまとめておくことも必要である。施設ごと等でソートできるようにしておくことで施設間の状況も確認できる。問題点があれば、それらを各施設にフィードバックすることも必要である。

## 4 まとめ

進捗管理について具体的事例を示したが、あくまでも一つの事例であり、関係者のアイデアでよりよいツールや方法をつくりあげていただければと思う。重要なことは、研究の進捗管理を適切に実施することが、研究実施上の質（効率、正確性、コスト等）を向上させることとなり、ひいては研究対象者の安全確保と研究データの質の向上につながるということである。

適切な進捗管理を実施していくことこそ、研究の成功につながる大きな鍵であり、本項が皆様の臨床研究進捗管理の参考になれば幸いである。

【参考文献】
1) プロジェクトマネジメント知識体系ガイド（PMBOK®）第5版．2013（第6版公開）
2) 大橋靖雄，ほか（編）．臨床試験の進め方．南江堂，2006
3) マリオン・E. ヘインズ（著）．中嶋秀隆（訳）．PM プロジェクト・マネジメント入門．日本能率協会マネジメントセンター，1999

【利用可能なサイト】
・ PMBOK® ガイドの第6版について．
https://www.japan-project-solutions.com/--pmbok-6
・ Excel でデータをガントチャートで表示する．
https://support.office.com/ja-jp/article/Excel--f8910ab4-ceda-4521-8207-f0fb34d9e2b6

# 29 データマネジメント

キーワード 品質管理、信頼性確保、研究計画書、データマネジメント計画書、記載ルール、症例報告書、原資料、クエリ、データクリーニング、有害事象

**重要ポイント**

1. データマネジメントによって研究全体の品質管理を意識する。
2. 「品質管理」とは顧客の求める一定水準を保つために品質の安定化及び向上を図ることであり、研究の信頼性を確保するためには不可欠。
3. 研究を行った際の被験者の検査結果や症状をまとめたものが「症例報告書」である。
4. 症例報告書の元となる文書、データ、記録等を「原資料」と呼ぶ。
5. 症例報告書に記載されている内容の疑義問合せをすることを「クエリ」を発行すると言う。
6. 「データクリーニング」とは集めたデータを扱いやすい形式に整えることである。
7. 「データマネジメント計画書」にデータマネジメントの手段を記述する。
8. 症例報告書を記載するときの「記載ルール」をあらかじめ決める。
9. 「有害事象」とは被験者に起こったあらゆる良くない事象を指し、一症例の時系列や、全症例を統括的に見ることでも異変がないか確認する。

## 1 データマネジメントを行うための基礎知識

### 1.1 研究におけるデータマネジメントの役割

1.1.1 データマネジメントとは、単に入力された臨床試験データの整合性を確認する業務のみではなく、臨床試験にて取り扱うデータの品質管理及び品質保証を行う行為である。

例）研究計画書の収集項目のチェック、データ収集の形式を確定、収集したデータのクリーニング、解析用データセットの作成等

### 1.2 研究の信頼性を確保するためにデータマネジメントは重要である

1.2.1 信頼のおける研究結果を発表するためには、その元となる情報が正しく収集されたものであること、そして適切に管理がされていたものであることを証明できることが大切である。

### 1.3 研究計画書作成時よりエラーは発生するものである

例えば、検査項目が明確になっていないと、目的とする収集データに過不足が生じることがある。

1.3.1. 研究計画書作成時より研究の目的を果たすために必要なデータの吟味を行うべきである。

1.3.2 試験デザインに不備はないか特に注意が必要である。

1.3.3 バイアスのかかった情報収集や研究の目的に不要な情報収集等は、エラー発生の原因となるので、研究計画立案時点でよく吟味する。

## 2 データマネジメントを行うための準備

### 2.1 研究計画時にデータマネジメント体制を明確にする

2.1.1 研究全体の責務は研究責任者にあるが、データの管理に対する責務はデータマネジメント責任者にある。複数名で作業を行う場合は、責任者と担当者で業務を遂行する。

① データマネジメント責任者は、研究を通してデータを適切に管理する。

② データマネジメント担当者は、データマネジメント責任者の監督の下でデータを適切に管理するための作業を行う。

2.1.2 エラーを早期に検出するためには、モニタリング等の実施を検討する。

### 2.2 データマネジメント計画書を作成する

2.2.1 データマネジメント責任者は、データを適切に管理するための手順を示した計画書を作成する。

### 2.3 研究計画書から症例報告書を項目の漏れなく作成する

2.3.1 被験者の情報を収集するための症例報告書は、最初の被験者が登録される前に固定する。

2.3.2 後から項目を追加することはできないため、研究計画書に記載のある項目を漏らさないよう注意する。このとき、研究計画書の記載が曖昧であると、収集した結果が統制のとれていないデータになって解析に使えない可能性があるので、十分吟味することが大切である。

## 2.4 症例報告書の項目それぞれの原資料（元となる文書・データ・記録）を明確にする

**2.4.1** 一つ一つの項目について、どこから入手できるものかを明確にすることは、研究の質を保証するためにも大切である。症例報告書を作成する場合にも、一貫したルールを作成しておくことで症例報告書の品質を一定に保つことができる（図 29-1）。

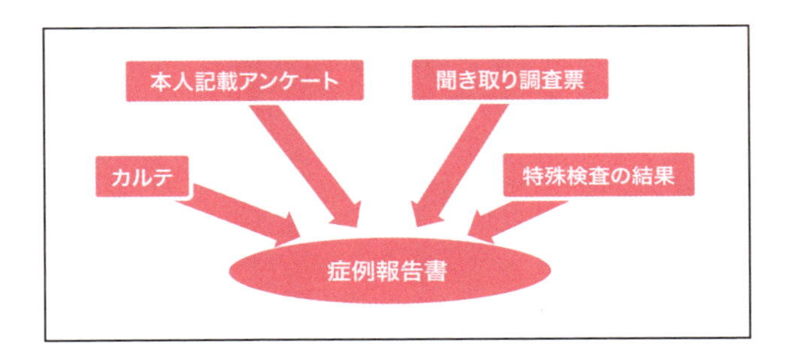


図 29-1　症例報告書と原資料

## 2.5 症例報告書の原本を決めておく

**2.5.1** 紙の症例報告書で被験者の情報を集めることが多かったが、最近は電子データで扱うことが多くなっており、原本が曖昧になってきている。症例報告書の原本を明確にすることは、研究の質を保証するためにも大切である。

**2.5.2** 電子システムを用いて被験者の情報を集める場合には、電子システム上のデータを原本とするのか、紙の症例報告書を原本とするのか研究開始前に決めておく。

**2.5.3** 解析のためのデータからいつでも症例報告書に、症例報告書から原資料に、いつでも振り返ることができるようにしておく。

## 2.6　症例報告書ごとの作成ルールを決めておく

2.6.1　一人の被験者に対して、複数の症例報告書を作成するが、「いつ・誰が・どこで・どの症例報告書を・どんな状況の場合に」等の作成基準を決めておくと、試験が進んで色んな状況が発生しても対応に戸惑わなくてすむ。

2.6.2　なるべく基本ルールに従うようにするが、最初に決めた作成ルールに合致しない状況が発生した場合は、ルールの追加も検討する。検討した結果、ルールを追加する場合は、関係者にも忘れずに連絡する。

## 2.7　項目ごとの記載ルールを決めておく

2.7.1　記載ルールに従って症例報告書を記載することで、一定の品質を保つことができる。例えば、「身長」は数字で記載することが一般的だが、ルールがないと「160」「159.5」「159.46」「不明」等、統一のない記載がされる可能性がある（図 29-2）。

2.7.2　誰が記載しても同じ表現になるよう、ルールもわかりやすくする。

## 2.8　症例報告書の項目をチェックする内容を決めておく

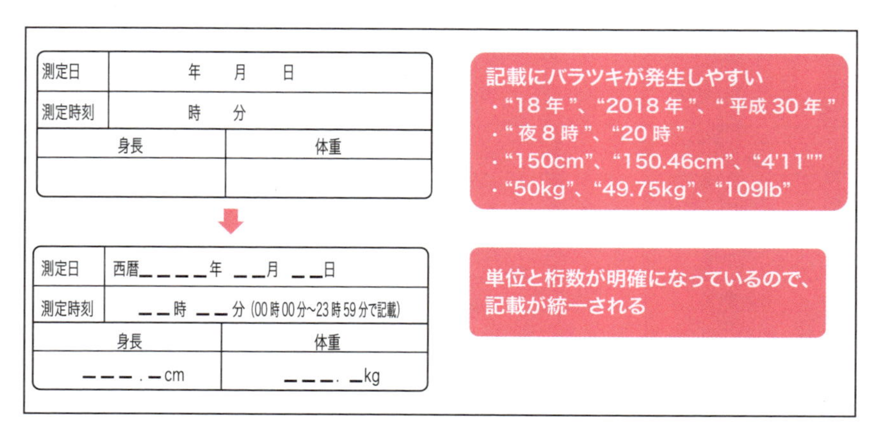


図 29-2　記載ルールの例

**2.8.1** 項目ごとに記載された内容がルールに則っていることが前提である。

**2.8.2** 関連する項目があれば、そちらの記載内容との関連性がどのようになっていれば正しいのか明確にする。

## 3 データマネジメントの実施

### 3.1 記載ルールに違反する項目と、チェック内容と合わない項目は、記録を残して是正する

**3.1.1** 前出の 2.7 の記載ルールに違反する項目は、原資料を確認する。

**3.1.2** 前出の 2.8 のチェック内容を満たさない項目は、それぞれを原資料で確認する。解決しない場合には、さらに原資料の作成者に内容を確認する（例：データマネージャーによるクエリ発行）。

**3.1.3** 症例報告書の記載内容を修正するときは、修正前後の内容がわかるように記録を残す（図 29-3）。

### 3.2 データクリーニングを適切に実施する

**3.2.1** 同一人物が重複して登録されないようにチェック体制を用意する。（例．モニター担当者によるモニタリング）

**3.2.2** 欠損値は、未検査なのか未記載なのかを明確にする。

| 身長 | 体重 |
| --- | --- |
| 50.5 | 154.0 |

身長と体重を間違って記載

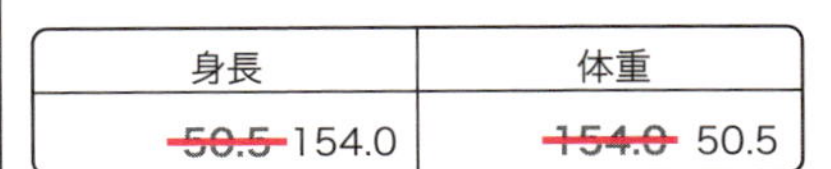

| 身長 | 体重 |
| --- | --- |
| ~~50.5~~ 154.0 | ~~154.0~~ 50.5 |

元の記載内容を消さずに「一本線」を引き、正しい値を記載する。修正日と修正者を明記。

2018.5.1 身長と体重を間違って記載（○田 ×子）

図 29-3 修正方法の例

### 3.3 一症例の報告書を時系列に見て、異変がないか確認する

**3.3.1** 異変がある場合、有害事象が発生しているかもしれないため、異変時点の患者の状況を確認する。

**3.3.2** 有害事象として報告されているなら、研究機関の長へも報告されているかを確認する。

**3.3.3** 患者に有害事象が発生しているにもかかわらず、報告されていない場合は、気付いた時点で速やかに研究機関の長へ報告する。

**3.3.4** 有害事象でない場合、報告は不要である。

### 3.4 全症例の症例報告書を見て、異変がないか確認する

**3.4.1** よく似た異変が複数の患者で見受けられても、有害事象としている症例とそうでない症例がある場合は、有害事象の見落としではないかを確認する。

**3.4.2** 有害事象として報告されているなら、研究機関の長へも報告されているかを確認する。

**3.4.3** 患者に有害事象が発生しているにもかかわらず、報告されていない場合は、気付いた時点で速やかに研究機関の長へ報告する。

**3.4.4** 有害事象でない場合、報告は不要である。

# 30 モニタリング

キーワード 倫理指針、臨床研究法、特定臨床研究、モニタリング計画書、ALCOA、PDCA

**重要ポイント**

1. モニタリングの定義を正しく理解する。
2. モニタリングはPDCAサイクルの一部であることを理解する。
3. モニタリングで見るべきポイントを研究全体の流れの中で確認する。
4. モニタリングは品質管理活動の一つである。

## 1 モニタリングの実施にかかわるこれまでの経緯

臨床研究における利益相反やデータ不正が相次いで報道され、臨床研究の質の確保、研究対象者の安全の確保と人権の保護、臨床研究全般の透明性を保証する目的からモニタリング（品質管理）の重要性が指摘された。

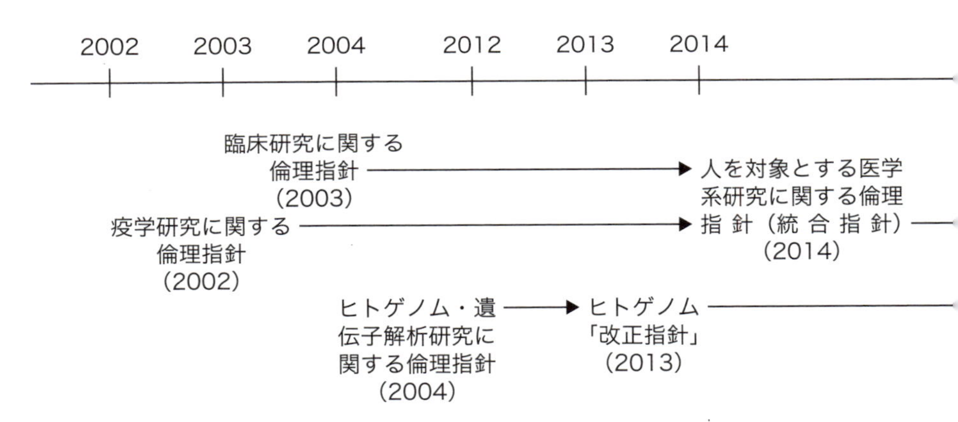


図 30-1 年表：臨床研究に関する法令及び指針の改定について（品質管理活動の視点から）

旧「人を対象とする医学系研究に関する倫理指針（平成26年文部科学省・厚生労働省告示・第3号）」の改定（平成27年）（現在は生命科学・医学系研究指針へ統合・変更）以降、侵襲（軽微な侵襲を除く）を伴い、介入を行う臨床研究では、モニタリングと（必要に応じて）監査の実施が求められることになった（表30-1）。

臨床研究については法的規制が存在しなかったが、2018（平成30）年4月1日に「臨床研究法」が施行され、従来の「指針」から、罰則のある「法律」のもと、特定臨床研究※では、侵襲・介入の有無による判断によらず、モニタリングの実施が必要となった（図30-1）。

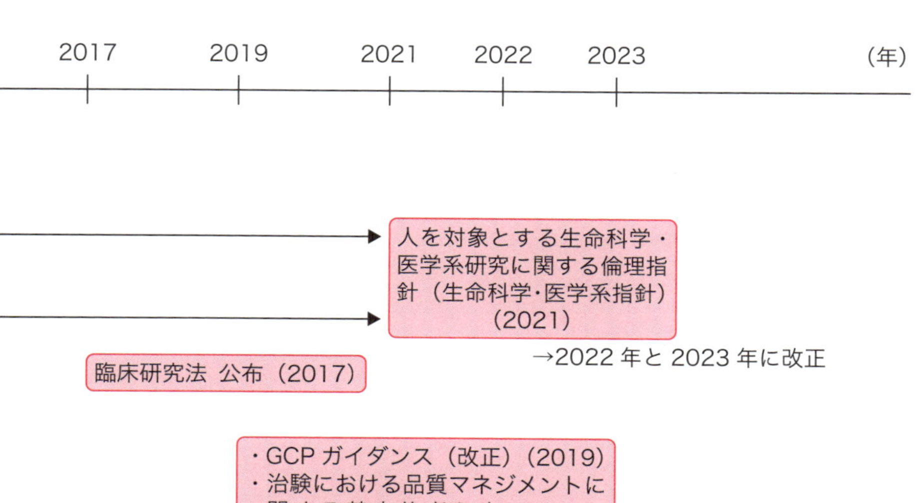

## 2 モニタリングとは

### 2.1 モニタリングの定義

モニタリングとは、研究の質と信頼性を確保し研究対象者の安全の保持や人権を保護するために実施される品質管理活動である。臨床研究におけるモニタリングでは、モニタリング計画書に従って実施されているかを進捗状況も含めて確認する（表 30-2）。そのため、調査のタイミングは単回ではなく複数回にわたり、確認する内容も進捗状況によって異なる。

表 30-1　介入・侵襲の定義（生命科学・医学系指針　第１章　総則　第２　用語の定義）

| | |
|---|---|
| 介　入 | 研究目的で、人の健康に関する様々な事象に影響を与える要因（健康の保持増進につながる行動及び医療における傷病の予防、診断又は治療のための投薬、検査等を含む）の有無又は程度を制御する行為（通常の診療を超える医療行為であって、研究目的で実施するものを含む）を言う。 |
| 侵　襲 | 研究目的で行われる、穿刺、切開、薬物投与、放射線照射、心的外傷に触れる質問等によって研究対象者の身体又は精神に傷害又は負担が生じることを言う。 |
| 軽微な侵襲 | 侵襲のうち、研究対象者の身体又は精神に生じる傷害又は負担が小さいものを「軽微な侵襲」と言う。<br>（原則として、「投薬」や「CT・PET 検査」は「軽微な侵襲」ではない） |

**※「臨床研究法」下の「特定臨床研究」とは**

①未承認・適応外の医薬品等の臨床研究

②製薬企業から資金の提供を受けて実施する医薬品等の臨床研究

注意）特定臨床研究が、適正な手続きと遵守事項に準じて実施されていない場合、論文の取り下げ、研究の一部又は全部の停止命令、ひいては、法的な規制（罰則）が科される可能性があります。

表 30-2　モニタリングの定義

| | |
|---|---|
| 生命・医学系倫理指針<br>第１章　総則<br>第２　用語の定義 | 研究が適正に行われていることを確保するため、研究がどの程度進捗しているか並びにこの指針及び研究計画書に従って行われているかについて、研究責任者が指定した者に行わせる調査をいう。 |
| 臨床研究法施行規則<br>1. 総則<br>（1）定義 | 臨床研究に対する信頼性の確保及び臨床研究の対象者の保護の観点から臨床研究が適正に行われていることを確保するため、当該臨床研究の進捗状況並びに当該臨床研究がこの省令及び研究計画書に従って行われているかどうかについて、研究責任者が特定の者を指定して行わせる調査をいう。 |

## 2.2　モニタリングの目的

臨床研究を実施するにあたり、研究責任者は当該研究の信頼性の確保に努める必要がある。平たく言えば、研究が「被験者の安全性と試験の質は大丈夫なのか？」を確認しなくてはならない。そのため、研究責任者は研究に関与しない者をモニタリング従事者に指定し、モニタリングを実施する。

モニタリング従事者は、研究対象者の適格性や、研究に必要な手続きについて調査し、研究が「大丈夫である理由」を確認し、研究責任者へ報告する。研究責任者は報告された結果を受け、その内容を研究者と共有し、研究継続の妥当性を検討し、必要な改善・是正（例えば研究計画書や同意説明文書の改訂や実施体制や各種手順書等の見直し）を含め研究機関の長に報告する。

いわば、研究責任者とモニター相互での PDCA サイクル（Plan-Do-Check-Action cycle）による、研究の品質の管理と向上に資するための自己点検活動であり（図 30-2）、決して問題や違反を指摘することが目的ではない。

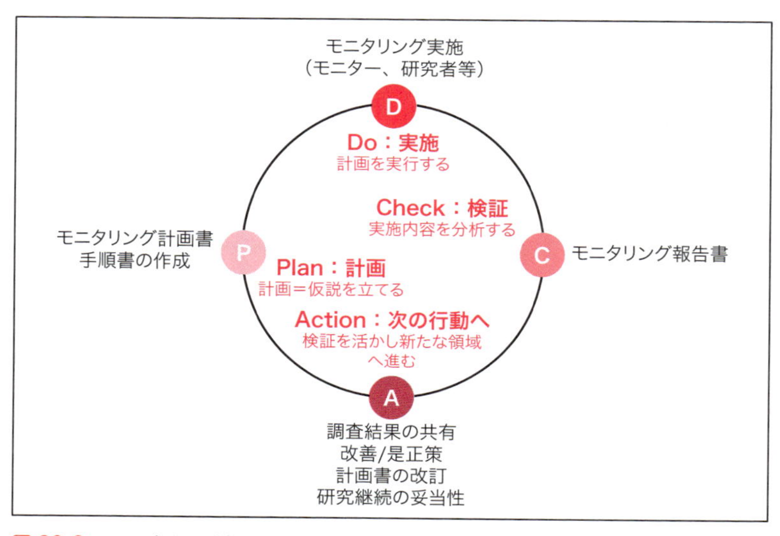


図 30-2　モニタリングの PDCA サイクル

## 2.3　モニタリング実施が必要な臨床研究とは？

以下が、指針又は法の下、モニタリング実施が必要とされる臨床研究である（表 30-3）。現在、わが国で定められている各指針・法令では、すべて品質管理活動としてモニタリングをすることが定められている。

表 30-3　モニタリング実施が必要な臨床研究と規制

| 研究 | 該当する規制 |
|---|---|
| 侵襲（軽微な侵襲を除く）を伴い<br>介入を行う研究 | 人を対象とする生命科学・医学系研究に関する倫理指針（生命科学・医学系研究指針） |
| 遺伝子治療等臨床研究 | 遺伝子治療等臨床研究に関する指針 |
| 再生医療等に関する研究 | 再生医療等の安全性の確保に関する法律 |
| 特定臨床研究<br>①未承認・適応外の医薬品等の臨床研究<br>②製薬企業等から資金の提供を受けて実施する医薬品等の臨床研究<br>③努力義務・医薬品等の臨床研究 | 臨床研究法 |

**☆認定倫理審査委員会ではない！**

## 2.4　『モニタリング』の登場人物とその責務について

モニタリングは、以下の者がそれぞれの責務を担う、組織としての研究の品質管理活動と言える。

**〈登場人物〉**

① 研究責任者

② モニタリング従事者（以下、モニター）及び監査従事者

③ 研究機関の長

**〈責　務〉**（生命科学・医学系倫理指針　第 6 章第 14）

(1) 研究責任者は、研究の信頼性の確保に努めなければならず、侵襲（軽微は侵襲を除く）を伴う研究で介入を行うものを実施する場合には研究計画書に定めるところにより、モニタリング及び必要に応じて監査を実施しなければならない。

(2) 研究責任者は、研究機関の長の許可を受けた研究計画書に定めることにより適切なモニタリング及び監査が行われるよう、モニタリングに従事する者及び監査に従事する者に対して必要な指導・管理

を行わなければならない。

(3) 研究責任者は、監査の対象となる研究の実施に携わる者及びそのモニタリングに従事する者に監査を行わせてはならない。

(4) モニタリングに従事する者は、当該モニタリング結果を研究責任者に報告しなければならない。また監査に従事する者は、当該監査の結果を研究責任者と研究機関の長に報告しなければならない。

(5) モニタリングに従事する者及び監査に従事する者は、その業務上知り得た情報を正当な理由なく漏らしてはならない。その業務に従事しなくなった後も同様とする。

(6) 研究機関の長は (1) の規定によるモニタリング及び監査の実施に協力するとともに、当該実施に必要な措置を講じなければならない。

臨床研究法では、第1条第6項及び第7条を参照のこと。

### 2.5 モニターがする「調査」とは？

生命科学・医学系倫理指針及び研究計画書に従って研究が行われているか、以下について調査し、その結果を報告する。

① 症例報告書と原データの一致の確認
② 必要な文書の保管の確認（同意書や変更改訂一覧表　等）
③ 適切な手順及びインフォームド・コンセントの確認　等

## 3 モニタリングを始めるには？ ―モニタリング計画の立案―

まずは、研究計画書立案の段階から、目標とする研究の品質レベルについて検討し、モニタリング計画（調査の頻度と方法等）を決めるポイントとして一般的には以下の①～⑤等の内容が含まれる。

① 研究のリスクやスケジュール、期間、予定症例登録数等から調査の頻度を決める
② 調査する項目を決める（同意説明文書、主要評価項目、副次評価項目、重篤な有害事象等）
③ 調査結果の報告の方法、報告する内容（実施日時、実施場所、モニター担当者の氏名、対応者氏名、調査結果の概要）を含んだ様式を準備

する
④ 研究計画書には、実施体制（モニタリング担当者の氏名及び当該研究機関との関係性を含める）及び実施手順（結果の報告方法を含める）を記載する
⑤ モニタリングに従事する者の責務や評価項目等、適切な調査範囲や方法を決めておく等

モニタリングの方法については、個々の研究の目的や性質等によって、適切かつ効率的に行うことが求められる。例えば、事前に定められた原資料を直接確認することのほか、多施設共同研究においてはEDC（Electronic Data Capture）を用いて一括管理し評価する等、方法は異なるが一義的にはモニタリング手順は研究計画書に記載するか、手順書を作成し、その妥当性も含めて倫理審査委員会による審査を受ける必要がある。

各研究機関のひな形（テンプレート）を参考に記載し、実施可能かモニタリング担当者とも相談する。以下は記載例である。

「モニタリング担当者には、□□大学臨床試験センターの○○を指名する。モニタリングは、1例目は組入れ後1週間以内に同意取得状況、研究スケジュール、主要評価項目、副次評価項目、有害事象の確認を行う。モニタリング担当者はモニタリングの結果報告をモニタリング終了後できる限り速やかに研究責任者に提出する。」

モニタリング手順書の作成については以下のテンプレートを参考
『橋渡し研究戦略的プログラム
モニタリングに係る取組ワーキンググループのホームページ』
http://www.mextnw.hosp.tohoku.ac.jp/handouts/002/wp/wp-content/uploads/rm/sop_151211.pdf

## 4 モニタリングの実際　―研究の流れとモニタリング―

それでは、モニタリングはいつ、研究のどの時点から、何から準備を開始すればいいのかについて、モニタリング計画の立案から調査結果の報告までの流れを研究全体の流れに沿って、確認を行う。

研究計画立案

研究支援依頼

研究計画書作成

**〈研究責任者 / 研究代表者〉**

研究責任者は研究計画書を立案する際に、目標とする研究の品質レベルに応じて、必要十分で、かつ実施可能なモニタリング方法を検討し、モニタリング計画を立案する。患者への侵襲や安全性、研究デザイン、研究結果の使用目的（承認申請 / 先進医療 / エビデンス構築 / 論文投稿等）に基づいて、求められる品質について十分検討する。

モニタリング計画は、院内の支援組織や外部の委託業者等、予算も含めて立案し、具体的な方法は、研究計画書に記載するか、モニタリング手順書を作成する。

実施体制の確定

**〈研究責任者 / 研究代表者〉**

実施体制については、院内の支援組織や外部の委託業者等、予算も含め研究組織を構築する。並びにモニターの選定（指名）を行い、モニター教育の機会を設け、モニター指名書を作成する。モニターについては、氏名及び実施医療機関との関係を含めて実施計画書に記載する必要がある。

**〈モニター〉**

指名を受けたモニターは、モニタリングの準備をしよう。モニタリング教育を受講（講習、e-learning）し、研究計画書及びモニタリング計画書／手順書に基づいて、どのようにモニタリングを実施していくのか、研究責任者と実際の運用についても検討する。

倫理審査委員会申請

**〈研究責任者 / 研究代表者〉**

モニタリング手順書は申請資料として提出し、倫理審査委員会の審査を受ける。

**〈モニター〉**

指名を受けたモニターは、審査を受けたモニタリング計画又は手順書に従って、あらかじめ決められた時期、方法、手順に従い、モニタリングを実施する。モニタリング前に研究計画書や手順書をしっかり確認する。また、モニタリングに必要な情報（症例報告書等）の提出状況についても確認が必要である。

研究の登録

**〈研究責任者 / 研究代表者〉**

臨床試験登録システムへの登録（jRCT 等）をしよう。指針では侵襲を伴う介入研究についてのみの規定だが、ヘルシンキ宣言ではすべての臨床研究についてデータベース登録を求めている。学会や論文投稿するジャーナルによっては観察研究でもデータベースへの登録が必要な場合がある。以下、参考。

UMIN　http://www.umin.ac.jp/ctr/index-j.htm

Japic CTI　http://www.clinicaltrials.jp/user/cte_main.jsp

研究の開始

**〈研究責任者 / 代表者 / 研究者〉**

研究計画書に従い、研究を実施する。

**〈モニター〉**

モニタリング手順書に従い、モニタリングを実施する。個々の症例に関する確認（症例モニタリング）のほか、倫理委員会等の手続きや同意書等の文書保管状況等の症例以外についても確認（手続きモニタリング）する。研究の進捗も含めて、確認結果は記録としてモニタリング報告書に残しておく。

研究計画に影響しかねない事象や問題はすぐに研究責任者に報告する。

**【実施前モニタリング】**

- 院内での研究の実施体制が整っていることを確認
- 手続き関連文書の確認
  倫理審査委員会の承認、研究機関の長の許可
- データベース登録（臨床試験登録システム）を確認
- 臨床研究用の保管ファイルと保管者を確認
- モニタリング報告書作成 / 結果報告

| 同意取得 |
|---|

| 症例登録 |
|---|

**〈研究責任者 / 代表者 / 研究者〉**

研究計画書に従い、研究を実施する。

**〈モニター〉**

**【実施中モニタリング】**

- 進捗状況確認
- 手続き関連文書（変更申請等）の確認
- 症例に関するモニタリング
  ※同意後の研究開始か？　計画書に準じた検査の実施等
- 各種報告書の確認
  ※対象者の入院等の重篤な有害事象、重大な逸脱等
- モニタリング報告書作成 / 結果報告
- 是正措置後の確認

| 症例報告書作成・提出 |
|---|

**〈研究責任者 / 代表者 / 研究者〉**

- 症例報告書を作成する。
- 研究資料等を含む文書もきちんと管理しておく。

（症例ファイルを準備する、ファイルの管理者を決める等）

- 研究の記録について

**【診療録記録（医師法第24条第1項）】**

『医師は、診療したときは、遅延なく診療に関する事項を診療録に記載しなければならない』とある。また、データ不正・改ざんのない信頼性の高い研究の品質を目標とするならば、原資料をALCOAの原則で残しておく。以下、参照。

**ALCOA**

- Attributable（帰属性）：帰属／責任の所在が明確である。
- Legible（判読性）：判読／理解できる。
- Contemporaneous（同時性）：同時である。
- Original（原本性）：原本である。複製物*や転記したものではない〔* Certified Copy（原本と同一であることが保証されている複写物）を除く〕
- Accurate（正確性）：正確である。

**〈モニター〉**

症例報告書の内容について以下を確認する。

① 原資料との整合性はとれているか

② 修正・削除・追記方法は正しく行われているか

### 重篤な有害事象・不具合への対応

**〈研究責任者 / 代表者 / 研究者〉**

研究計画書規定の重篤な有害事象や逸脱に該当する事象が起こった場合は、速やかにその規定の手順に従い、報告等の対応をする。

**〈モニター〉**

報告が必要な事象の有無やそれに該当する報告書の内容と提出について確認する。

### 継続（実施状況報告）

〈研究責任者 / 代表者 / 研究者〉

研究の進捗状況、研究対象者の安全性と研究継続の妥当性を含めた実施状況を報告する。

〈モニター〉

該当する報告書の内容と提出について確認する。

終了報告

【終了後モニタリング】

- 終了手続きの確認
- 保管文書の確認
- モニタリング報告書作成 / 結果報告

解析

（総括報告書の作成）

研究結果の公表

## 4.1 モニタリングの結果を報告する

モニターはモニタリング計画書 / 手順書に従って、モニタリングを実施するたびに「モニタリング報告書」（図 30-3）を作成し、モニタリングの結果を研究責任者等に報告する。

モニタリング報告書は、研究の質と信頼性を保つため、モニターがモニタリングを適切に実施し報告するという、モニタリング業務を裏付ける重要な記録である。報告書には以下、確認した項目と結果を記載する。

【必須記載項目】

① 実施日時
② 実施場所
③ モニターの氏名
④ 対応者氏名
⑤ モニタリング結果
⑥ （モニターの所見

※例）「この改善策であれば、逸脱は回避出来ると考える」
「前回の改善策実施後、類似の逸脱は発生していない」等

確認された問題点のほか、それに対するモニターの見解とその対応、問い合わせの記録（実施医療機関の担当者への質問及びそれに対する回答）も報告内容に含めておく。

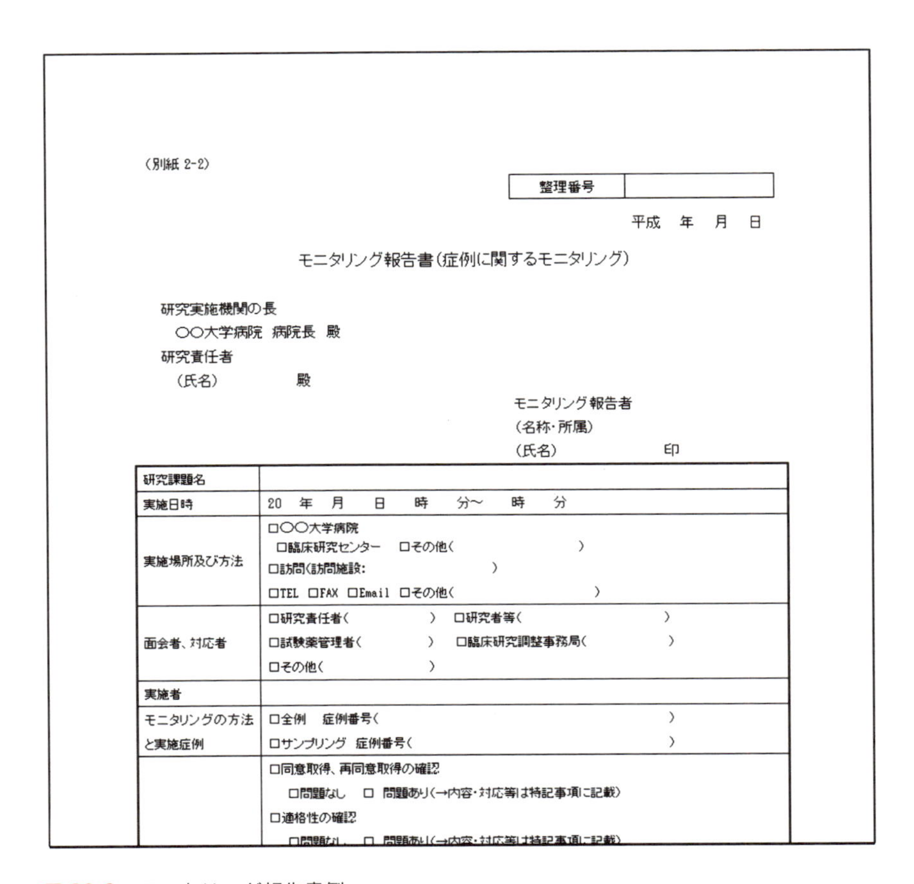

（別紙 2-2）

| 整理番号 | |
|---|---|

平成　年　月　日

モニタリング報告書（症例に関するモニタリング）

研究実施機関の長
　○○大学病院　病院長　殿
研究責任者
　（氏名）　　　　殿

モニタリング報告者
（名称・所属）
（氏名）　　　　　印

| 研究課題名 | |
|---|---|
| 実施日時 | 20　年　月　日　時　分～　時　分 |
| 実施場所及び方法 | □○○大学病院<br>□臨床研究センター　□その他（　　　　）<br>□訪問（訪問施設:　　　　）<br>□TEL　□FAX　□Email　□その他（　　　　） |
| 面会者、対応者 | □研究責任者（　　　）　□研究者等（　　　）<br>□試験薬管理者（　　　）　□臨床研究調整事務局（　　　）<br>□その他（　　　） |
| 実施者 | |
| モニタリングの方法と実施症例 | □全例　症例番号（　　　）<br>□サンプリング　症例番号（　　　） |
| | □同意取得、再同意取得の確認<br>□問題なし　□　問題あり（→内容・対応等は特記事項に記載）<br>□適格性の確認<br>□問題なし　□　問題あり（→内容・対応等は特記事項に記載） |

図 30-3　モニタリング報告書例

モニタリングは改善を目的として実施することから、違反の摘発が目的ではない。モニタリングで確認された事項を適切に報告することが重要である。モニタリングに従事する者（監査も含む）は、その業務上、知り得た情報を正当な理由なく漏らしてはならない。その業務に従事しなくなった後も同様である。

### 4.2 モニタリング結果を確認する

研究責任者/研究代表者は、モニタリング結果を確認し、事項について検討を行う。多施設共同研究の場合は、個々の医療機関の状況だけでなく、研究全体としての問題点の抽出（発生頻度、傾向等）について検討する。

### 4.3 モニタリング結果を共有する

モニタリングにより抽出された問題点は、研究責任者/研究代表者だけでなく研究組織全体で共有することが重要である。

### 4.4 改善・是正

研究責任者は報告内容に基づき、対応が必要な問題点を抽出する。

複数の医療機関で同様の事例が発生する場合は、研究計画や研究実施体制の見直しを行う一方で、研究実施機関に対しても問題が繰り返されないように改善すべき事項について注意喚起を行い、再発防止を目指す。

研究実施機関においては、研究実施における問題点を集積し、研究者の教育計画を見直し、実施体制の整備等、臨床研究の信頼性確保のためにも研究機関としても改善・是正についても検討していくことが重要である。

### 4.5 改善状況の確認

モニターは、行った改善・是正により新たな問題を解決し、研究の質向上に有用であったかを、次回のモニタリングで確認する。PDCAサイクルを実践する。

## 5 モニタリングの結果から ―研究責任者の責務―

研究責任者は、モニタリングの結果から研究の問題点の改善や、報告や計画書への反映等、以下のような、研究の品質管理の責務を果たすことも要件として求められている。

① モニタリング結果を確認する。

② モニタリング結果を共有する（研究代表者、研究者等）。

③ 改善・是正する。

☞改善策（是正措置・予防措置）を講じる。
☞改善策を手順書や計画書に反映する。

臨床研究は患者の協力を得て実施されるものであり、倫理的な面はもちろん、得られた研究データの検証と再現性は科学的な面でも重要となる。

そこで、重要となるのが、臨床研究における PDCA サイクルを活用したモニタリングである。

Plan（計画）→ Do（実行）→ Check（評価）→ Act（改善）の 4 段階をクルクルと回し、モニタリングの結果から得られた改善・是正策に継続的に取り組むことは、臨床研究の品質を高めることだけではなく、臨床研究の実施手順や管理業務を円滑に進めることへもつながる。それは、研究者によるミスや逸脱を減らし、例えそれを起こしたとしても、きちんと「検証」して次の成果につなげることに意義がある。

臨床研究の品質管理だけではなく、研究者と研究体制を成長させ、得られた研究成果が最終的にはより品質を高めて患者の治療等につながる。そのような研究者としての「責任」を考え、必要十分な品質管理を検討し、実行することがモニタリング（品質管理活動）の本質である。

**【参考文献】**


1) 文部科学省・厚生労働省・経済産業省．人を対象とする生命科学・医学系研究に関する倫理指針（令和 5 年 3 月 27 日）
https://www.mhlw.go.jp/content/001077424.pdf
2) 人を対象とする生命科学・医学系研究に関する倫理指針ガイダンス（令和 5 年 4 月 17 日）
https://www.mhlw.go.jp/content/001087864.pdf
3) 臨床研究法
https://elaws.e-gov.go.jp/document?lawid=430M60000100017
4) 「モニタリングってなんだ？」＜研究責任者 / 研究者編＞　2018 年 2 月発行
https://www.mextnw.hosp.tohoku.ac.jp/handouts/002/wp/wp-content/uploads/rm/pamphlet_2018.pdf
5) モニタリング　～臨床研究の信頼性確保～
https://www.mextnw.hosp.tohoku.ac.jp/handouts/002/wp/


**【利用可能なサイト・ツール】**

- 文部科学省・厚生労働省・経済産業省．人を対象とする生命科学・医学系研究に関する倫理指針（令和 5 年 3 月 27 日）
  https://www.mhlw.go.jp/content/001077424.pdf
- 人を対象とする生命科学・医学系研究に関する倫理指針ガイダンス（令和 5 年 4 月 17 日）
  https://www.mhlw.go.jp/content/001087864.pdf
- 臨床研究法
  https://elaws.e-gov.go.jp/document?lawid=430M60000100017
- 「モニタリングってなんだ？」＜研究責任者 / 研究者編＞
  https://www.mextnw.hosp.tohoku.ac.jp/handouts/002/wp/wp-content/uploads/rm/pamphlet_2018.pdf
- モニタリング　～臨床研究の信頼性確保～
  https://www.mextnw.hosp.tohoku.ac.jp/handouts/002/wp/

# 31 監査

キーワード 品質保証、品質管理、是正措置、予防措置、CAPA

重要ポイント
1. 監査の受け入れ準備
2. 監査当日の対応
3. 監査の実施後の対応

監査は、試験とは独立した立場の者によって、試験が適切に行われているかの評価を行う品質保証の活動である。試験実施中に監査が行われる場合には、監査で確認された問題点や提案事項への対応を行うことで、臨床試験の品質をより良いものにしていく品質管理活動に役立てることができる。

あらかじめ計画された監査の時期が近づいたら、研究責任医師は、監査の受け入れ準備を行う。試験開始の遅れ等により、当初予定した監査計画から監査の実施時期の変更が必要な場合や、監査担当者の変更等がある場合には、事前に審査委員会に変更申請を行う。

監査は、試験の実施状況が適切であるか、試験で取り扱うデータや文書の信頼性が保たれているかを確認する品質保証という意味をもつ。監査の準備を進める中で、すでに作成した文書等に誤りが見つかる場合がある。

その際は、適切にそれらに対応することが必要であり、日付を後戻りして文書を作成しなおしたり、つじつま合わせのように記録を作成することは、むしろ試験全体の信頼性に大きな問題を生じる。誰にでも、いつでもエラーは起こる可能性があるが、起こったエラーにどのように対応しているかも、監査で確認する重要な事項である。

監査では、試験の実施状況から指摘事項や提案がされる。これらについて早急に対応することで、試験の質をより良くする品質管理に活かしていくことが重要である。

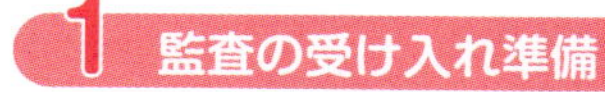

## 1 監査の受け入れ準備

研究責任医師は、あらかじめ予定した監査の実施日が近づいて来たら、以下の確認と準備を行う。なお、研究責任者には、監査が適切に行われるよう、監査に従事する者に対して必要な指導及び管理を行う責務がある。すでに承認されている監査計画や監査担当者等からの変更がないか、受け入れ準備を行う際には確認する必要がある。

### (1) 当日のスケジュールの確認

- 関連する部門への訪問や関係者のインタビューのために、事前に医療機関の関連部門と調整する。
- 契約書や審査委員会関連文書、試験薬管理表、検査の精度管理記録等の試験関連文書が各部門で保管されている場合には、それらの閲覧方法を決めておくことが必要である。
- 責任医師が監査時間のすべてに立ち会うことは診療等の都合上難しい。そのため、責任医師が対応できない時間には、試験に従事するスタッフが代わりに対応できるよう、事前に監査対応者の調整も行う。

### (2) 受け入れ手続きの確認

- 実施医療機関によっては、監査の受け入れの手順書がある場合がある。研究支援部門等に確認し、監査者を受け入れるために必要な手続きを事前に行う。
- 電子カルテのアカウント発行や電子症例報告書（EDC）の閲覧アカウントが必要となる。これらは、責任医師や研究支援者のアカウントを共有するのではなく、監査者用のアカウントを用意する。アカウントの発行には時間を要することがあり、早めに準備を行うことが必要である。

## 2 監査当日の対応

監査当日は、監査の実施に先立ち、担当者によるスケジュールの最終確認が行われる。その後、監査のために準備した試験関連文書（表 31-1）を説明し、監査担当者による監査が開始される。監査終了時には、監査結果の概要が口頭で伝えられ、監査報告書は後日提出される。

- 責任医師が立ち会えない時間には、試験のことを十分把握しているスタッフが立ち会うように準備する。
- 診療録の閲覧の際には、臨床試験コーディネーター（CRC）等が立ち会い、監査担当者からの疑義の照会に対応できるようにする。
- 監査担当者からどのような質問があったのか、また誰がどのように回答したのかを適宜記録をする。監査後の報告書の内容の確認の際や、研究グループ内での振り返りに有用である。

表 31-1　監査当日に準備する文書の一例

| | 種類 | 文書例 |
|---|---|---|
| □ | 研究計画書 | 最新版までの全版・変更対比表を含む |
| □ | 実施計画 | 認定臨床研究審査委員会に申請している場合 |
| □ | 同意説明文書 | 最新版までの全版・変更対比表を含む |
| □ | 試験で作成した各種手順書 | 審査委員会に提出したもの及びそれ以外の試験で作成した手順書 |
| □ | 重要事項を記した文書 | トレーニング記録、スタートアップミーティング等の会議開催記録、試験薬管理表、精度管理記録、取り決めや確認の記録（メール等含む）等試験に応じて |
| □ | 審査結果通知書等の審査委員会関連書類 | 機関の長 / 委員会に提出した書式及び添付資料、審査員会の結果通知書等 |
| □ | モニタリング関連文書 | 手順書・計画書・担当者指名書・報告書等 |
| □ | 監査関連文書 | 手順書・計画書・担当者指名書等 |
| □ | 契約書 | |
| □ | 補償保険の付保証明 | 補償保険の期間・補償内容がわかる資料 |
| □ | 対応表・スクリーニングリスト | |
| □ | 原資料 | 診療録や検査所見等の、試験で収集した原データが含まれる資料 |
| □ | 症例報告書 | 紙で運用している場合 |
| □ | その他必要な文書 | |

## 3 監査実施後の対応

監査実施後は、監査責任者から研究責任者と実施医療機関の長に監査報告書が出される。多施設共同研究の場合には、監査を受けた責任医師は、研究代表者（総括責任者）に監査の報告を行う。

監査において何らかの問題点（不適合）が確認された場合、監査報告書に所見が記載される。研究責任医師は、その監査所見へ対応することが重要である。試験とは独立した立場で行われる監査は、試験が適切に行われているか評価を行う品質保証の活動であり、試験実施中に監査が行われる場合、監査所見への対応を行い、品質管理に役立てることが重要である（図 31-1）。

### (1) 根本原因の特定（Root Cause Analysis）

確認された不適合の表面的な原因の特定だけで終わらせず、根本的な原因を特定する。当該試験に関係する色々な立場の人と協力して行うことが必要である。代表的な方法に、なぜ？　という問いを5回繰り返す「5why」や、魚の形に似た「フィッシュボーンダイアグラム（特性要因図）」等がある。

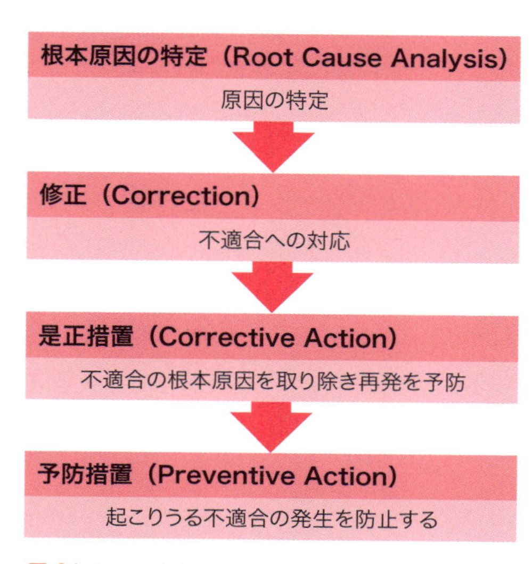


図 31-1　不適合への対応

### (2) 修正（Correction）

確認された不適合の除去を行う。

### (3) 是正措置（Corrective Action）

検知された不適合又は他の望ましくない状況の原因を除去するための措置である。是正措置は再発を防止するために講じられる。

### (4) 予防措置（Preventive Action）

起こり得る不適合又は他の望ましくない起こり得る状況の原因を除去する措置である。是正措置は再発を防止するために講じられるのに対し、予防措置は発生を防止するために講じられる。

**例）被験者の許容範囲外の来院が確認された。当初の予約は許容範囲内であったが、被験者の都合が悪くなり、後日電話で外来日の変更をしていた。**

**根本原因**：試験情報の共有不足。

**修　　正**：被験者の許容範囲内での来院の再調整を行う。

**是正措置**：電子カルテに臨床試験参加者であることがわかる記載。試験参加中の被験者の来院許容範囲はカルテの掲示板に記載し、共有する。

**予防措置**：試験情報の共有が他に不足しているものを検討した結果、併用禁止薬情報が考えられ、時間外や他科受診時に併用禁止薬が処方されるリスクがある。電子カルテから併用禁止薬と併用禁止期間がわかるように運用を変更する。

**【参考文献】**

1) 臨床試験テキストブック
2) ICH Q10 医薬品品質システム

# 32 安全性情報の取り扱い

キーワード 有害事象、重篤な有害事象、予測できない重篤な有害事象

重要ポイント

1. 重篤な有害事象への対応

## 1 有害事象、重篤な有害事象及び予測できない重篤な有害事象[1]

人を対象とする生命科学・医学系研究に関する倫理指針（以下、指針）における「有害事象」「重篤な有害事象」及び「予測できない重篤な有害事象」は、以下の通り定義されている。

「有害事象」とは、「実施された研究との因果関係の有無を問わず、研究対象者に生じたすべての好ましくない又は意図しない傷病若しくはその徴候（臨床検査値の異常を含む。）をいう」と定義されている。有害事象は、副作用とは違い、実施された研究との因果関係の有無は問わず、被験者に生じたすべての好ましくない、又は意図しない疾病又はその徴候であることに留意する。

また、有害事象のうち、以下のいずれかに該当するものは、「重篤な有害事象」と定義されている。

① 死に至るもの
② 生命を脅かすもの
③ 治療のための入院又は入院期間の延長が必要となるもの
④ 永続的又は顕著な障害・機能不全に陥るもの
⑤ 子孫に先天異常を来すもの

さらに、重篤な有害事象のうち、研究計画書、インフォームド・コンセントの説明文書等において記載されていないもの、又は記載されていてもその性質もしくは重症度が記載内容と一致しないものは、「予測できない重篤な有害事象」と定義されている。

## 2 重篤な有害事象への対応[2)]

### 2.1 手順書の作成

侵襲を伴う研究を実施する場合、研究機関の長は、あらかじめ「重篤な有害事象が発生した際に研究者等が実施すべき事項に関する手順書」の作成が求められており、また、当該手順書に従って適正かつ円滑に対応が行われるよう必要な措置を講じなければならないとされている。

臨床試験の準備をする際には、医療機関における当該手順書の内容を確認しておく。

### 2.2 研究責任者・研究者等の対応

侵襲を伴う研究の実施において、重篤な有害事象の発生を知った場合、研究者等、研究責任者は、以下の対応が必要となる（図 32-1）。

- 研究者等は、2.1 に記載した手順書等に従い、研究対象者等への説明等、必要な措置を講じるとともに、速やかに研究責任者に報告しなければならない。
- 研究責任者は、速やかに研究機関の長に報告するとともに、2.1 に記載した手順書等に従い、適切な対応を図らなければならない。また、速やかに当該研究の実施に携わる研究者等に対しても、当該有害事象の発生

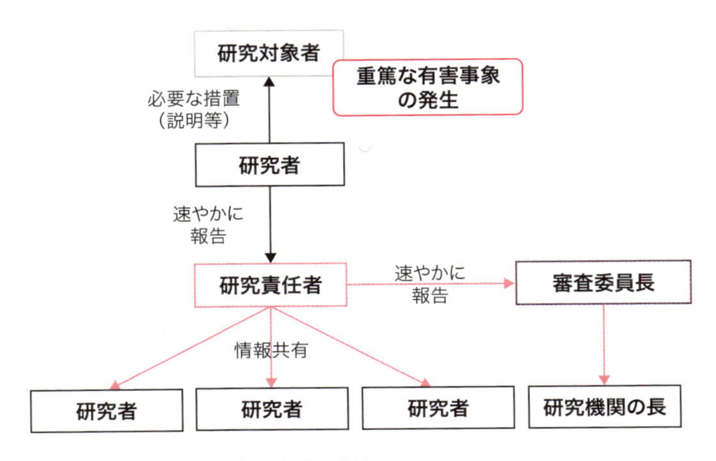


図 32-1 指針における相互報告の流れ

に係る情報を共有しなければならない。

さらに、他の研究機関と共同で実施する研究の場合には、研究責任者は、速やかに当該研究を実施する共同研究機関の研究責任者に対して、当該有害事象の発生に係る情報を共有しなければならない。

以上より、重篤な有害事象が発生した際には、研究分担者の場合は研究責任者に速やかに報告すること、研究責任者の場合は研究機関の長に速やかに報告する必要があることにご留意いただきたい。

多施設共同試験では、研究責任者は、通常、当該研究の代表者に重篤な有害事象の発生を報告することになる。

また、侵襲（軽微な侵襲を除く）を伴う研究であって介入を行う研究では、研究責任者は重篤な有害事象のうち、予測できない、当該研究との直接の因果関係が否定できない事象については、速やかに研究機関の長へ報告した上で厚生労働大臣に報告する必要がある。

## 3 疾患等、不具合への対応（臨床研究法）

臨床研究法では、疾患等あるいは不具合への対応が求められている。試験中、これに該当する事象が発生した場合、研究責任医師は法令に従い倫理委員会・厚生局・他の施設の研究分担医師等に報告する義務がある。報告期限については法令に定められている。


【参考文献】

1) 文部科学省・厚生労働省・経済産業省．人を対象とする生命科学・医学系研究に関する倫理指針（令和５年３月27日）
2) 人を対象とする生命科学・医学系研究に関する倫理指針ガイダンス．第７章 重篤な有害事象への対応 第15 重篤な有害事象への対応（令和５年４月17日）

# 33 計画書改訂

キーワード 計画書改訂、修正、変更

重要ポイント
1. 質の高い計画を立てることにより、多くの改訂は回避可能。
2. 臨床研究に変更が生じた場合は、必ず計画書を改訂。
3. 倫理審査委員会において改訂の承認が必要。
4. 改訂履歴の作成と保存、関係者への周知が必要。

## 1 計画書改訂とは

本来、質の高い臨床研究立案及び計画書の作成により、不要な改訂は回避すべきである[1)]。そのために、SPIRIT2013の臨床試験のための標準的なプロトコル項目の規定[2)]等が参考になる。しかしながら、慎重に検討した上で改訂の必要性が認められる場合は計画書の修正を行い、速やかに倫理審査委員会の審議を受け、改訂が承認されることが必要である。

研究責任者は、改訂の届け出を行わずに研究を続行することは避けるべきであり、IRBで承認された後、新しい研究計画書に従って実施する。IRBでは当該改訂内容や理由を確認し、倫理的及び科学的妥当性について、審議が行われる。

## 2 計画書改訂の内容と周知

### 2.1 考えられる計画書改訂の内容

改訂内容に関しては、職名・住所・連絡先の変更等の研究デザインには直接影響を与えないと考えられる軽微な改訂から、研究結果・評価に影響を及ぼすと考えられる重要な改訂まで幅広く存在し得る。実質的な改訂では通常審査が必要となるが、軽微な改訂であれば迅速審査で対応できる。

下記に代表的な改訂要件を示す。

① 実施責任者・分担研究者の変更・追加

② 共同研究機関・施設の変更・追加

③ 研究実施期間の変更

④ 研究デザインの変更
⑤ 解析対象予定数の変更
⑥ 同意・説明文書等の変更
⑦ 利益相反に関する新たに報告すべき事項
※① から③ は軽微な改訂として迅速審査で済む場合があるが、各 IRB の規定に従う必要がある。

## 2.2 改訂を周知する

改訂が審査委員会で承認された場合は、審査委員会を通じて実施医療機関長に報告するとともに関連部署や研究関係者への周知の徹底を図る。その後の臨床試験遂行にかかわるすべての改訂は、追跡できるように改訂履歴を残す。

① 改訂については承認日時を含めて記録し保管する
② 計画書には下線・マーカー・赤字等を入れて変更点がわかるように記載する
③ 同意・説明文書に変更があった際には、被験者に改めて説明し同意を得る必要がある

**【参考文献】**

1) Getz KA, et al. Measuring the incidence, causes, and repercussions of protocol amendments. Drug Inf J 2011; 45(3): 265-275.
2) SPIRIT2013 声明(原文および日本語版)
https://www.spirit-statement.org/publications-downloads/

**【利用可能なサイト・ツール】**

・ Substantial Amendments (NIHR Clinical Trial Toolkit)
https://www.ct-toolkit.ac.uk/routemap/substantial-amendments/

# 34 試験中止

キーワード 有効性、安全性、有害事象

重要ポイント
1. 試験の予定外終了（中止）の理由
2. 試験中止時の対応

## 1 試験の予定外の終了（中止）の理由

臨床研究の実施においては、予定していた対象者を登録し、予定した期間の追跡を満了することが望ましいが、予想外のことが起きて試験を打ち切ることがある。

### 1.1 リスク・ベネフィット評価が変わった

試験薬等における品質や有効性及び安全性に関する新たな情報が得られた研究責任者は、有害事象等の評価により、臨床研究を継続することで被験者に期待される利益より不利益が大きいと判断された場合。

### 1.2 研究対象者の募集が困難

研究計画時では対象者が多数いると想定していても、実際、開始してみると適格性基準に合致しない場合や、試験の内容により同意取得率が低い等の状況がある。予定症例数を達成するまで試験期間を延長することも検討すべきだが、試験継続が困難と判断される場合。

### 1.3 中間解析で結果が得られた

予定症例数又は予定期間に達する前に中間解析等の結果で、明らかに有効又は無効であることが判定できる場合。

### 1.4 倫理審査委員会により中止の勧告あるいは指示を受けた

①重篤な有害事象報告等により、研究責任者あるいは研究計画書で規定

する委員会等で、試験の中止が勧告された場合。

② 倫理審査委員会による研究計画書等の変更指示に対し、これを受け入れることが困難と判断された場合。

## 2 試験中止時の対応

### 2.1 人を対象とする生命科学・医学系研究に関する倫理指針：第３章第６

研究責任者は、研究終了（中止の場合を含む。以下同じ。）したときは、その旨及び研究結果の概要を文書又は電磁的方法により遅滞なく倫理審査委員会及び研究機関の長に報告しなければならない。

### 2.2 臨床研究法：第２章第８条

特定臨床研究実施者は、特定臨床研究を中止したときは、その中止の日から十日以内に、その旨を、当該特定臨床研究の実施計画に記載されている認定臨床研究審査委員会に通知するとともに、厚生労働大臣に届け出なければならない。

2.1、2.2 に注意して報告する必要がある。



【参考文献】
1）川村　孝．臨床研究の教科書　研究デザインとデータ処理のポイント．医学書院，2016
2）人を対象とする生命科学・医学系研究に関する倫理指針ガイダンス（令和５年４月17日）
3）臨床研究法令ハンドブック―臨床研究法，政省令，通知―．薬事日報社．

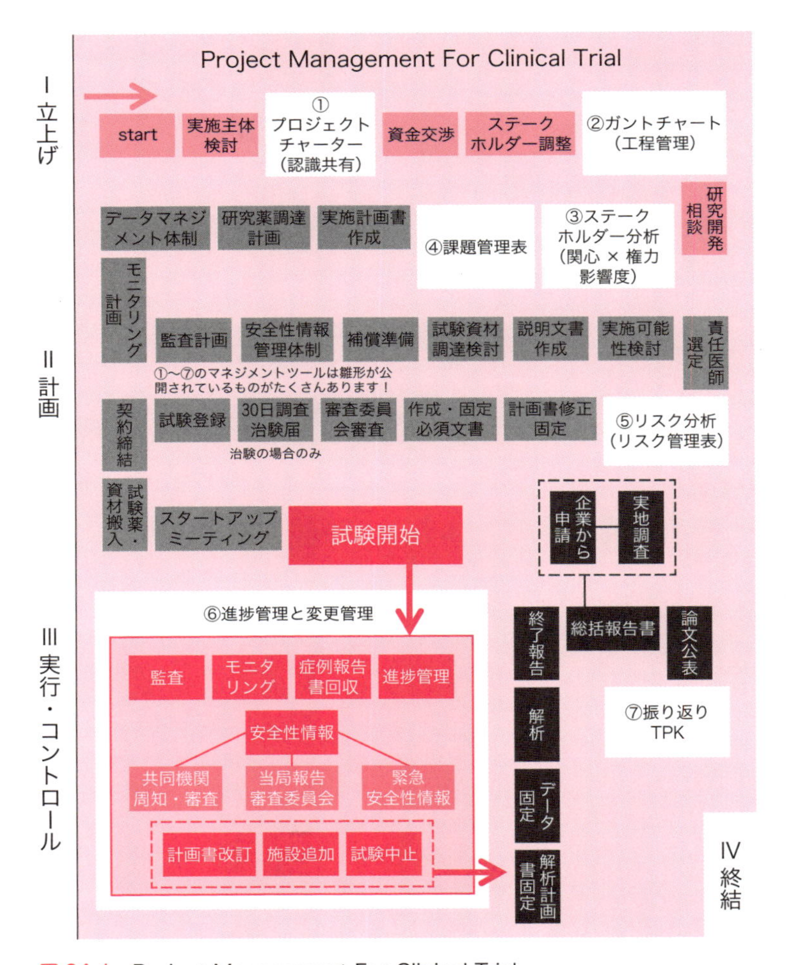


図 34-1 Project Management For Clinical Trial

# Ⅳ

# 終結

# 35 解析計画書の固定

キーワード 統計解析計画書、SAP、ICH-E9

**重要ポイント**

1. 統計解析計画は、遅くても解析用データセットができる前に固定する。
2. 統計解析計画書の内容についてはガイドライン（ICH-E9）に記載されている。
3. 特定臨床研究における統計解析計画書は、生物統計家のレビューが必須である。

## 1 統計解析計画書とは

どのような解析を行うか、集められたデータを見た上で検討するということは、不適切な手順である。なぜなら、特に後ろ向き観察研究等で行われやすいが、「後出し」で解析方法を決めることによって、研究の成果や評価がゆがめられてしまうためである。このような事態を防ぐために、主要評価項目、副次評価項目の定義、各評価項目についてどのような解析を行うのか、収集された項目の集計・解析上の取り扱いについて等、あらかじめ定めておく必要がある。臨床研究法（平成30年4月1日施行）においても、研究計画書の記載項目（第二章 第十四条）として「統計的な解析に関する事項」をあげている[1)]。研究計画書に記載しない場合は、統計解析計画書（SAP：Statistical Analysis Plan）と呼ばれる別の文書として作成してもよいとされているが[2)]、いずれも、解析担当者が最終的な解析データセットを入手する前（盲検下無作為化試験では割付が開示される前）に固定（完成すること）されていることが必要である。前述の臨床研究法は、情報公表の対象として厚生労働大臣への提出を義務付けている（第二章 第二十四条）。

解析計画が明文化されていることによって、研究にかかわるすべての研究者が共通の認識を持ち、必要な検査項目の収集漏れを防ぐという効果も大きい。臨床研究法のもとで行われる特定臨床研究においては、統計解析に関する事項も重要な審査対象となり、解析計画全般について、生物統計家のレビューが求められることになる。また、国際誌（特にトップジャーナル）への論文投稿時には、英語翻訳した研究計画書とともに統計解析計画書の提出を求められることも少なくない。

## 2 統計解析計画書に記載すべき内容

解析計画には、① データの実態を把握し記述するための解析、② 被験者の特徴を明らかにするための解析、③ 試験がどのように実施されたかを明らかにするための解析、④ 試験の主目的及び副次的目的に関する解析等が含まれる[3)]。具体的な記載内容を詳細に説明した文献は少ないこともあり、内容に不備のある記載をしばしば目にする。例えば、解析手法について「適切な方法で解析する」と記載するのは誤りである。研究の主目的を検証するために、どの変数を用いて、なんという解析手法を用いるのか、さらにはどの共変量を用いて調整するのかといった記載が必要となる。

具体的な記載例については、診療科や領域によって傾向が異なるので割愛するが、臨床研究実施計画・研究概要公開システム（jRCT、執筆時は登録情報なし）[4)]、UMIN 臨床試験登録システム（UMIN-CTR）[5)] 等の臨床研究登録システム[6-8)] を参照すれば、すでに公開された臨床試験の表記方法を参考にすることも可能である。本章では、解析計画の記載において不備が多いと筆者が感じる「評価項目」と「解析対象集団」について、ごく簡単に記載したい。

### 2.1 評価項目

#### 2.1.1 主要評価項目

研究の主目的に直結し検証の対象となる項目（変数、測定値）のことであり、明確に定義する必要がある。統計的推測における多重性はできるだけ回避すべきであり、いくつかの例外を除き、主要評価項目は一つに絞るべきとされている[2)]。

誤：○○と△△の関係について明らかにしたい

正：○○投与の有無による 2 群間の△△の差

例えば「正」の例では、△△が連続変数であればｔ検定……等、具体的な統計手法をあてはめることが容易であるが、「誤」の例では解析手法の選択が曖昧となる。症例数の計算が主要評価項目に基づいて行われることからもわかるように、主要評価項目を明確に定義することは、研究デザインを決める上で重要である。

### 2.1.2　副次評価項目

研究の副次目的に関連するものであり、特に数の制限はないため、主要評価項目以外で設定されるものはすべてこちらに該当する。前述の通り、症例数の計算は主要評価項目の検証のために実施されており、副次評価項目で得られた結果は統計学的な解釈においては最終結論とは言えないことを理解しておく必要がある[7)]。また、主要評価項目と同様に、すべての副次評価項目について、その測定可能性、再現性、臨床的妥当性が求められる。

## 2.2　解析対象集団

データを見た後で「都合の悪い症例を除外する」等の操作が行われてはならない。例えば、試験を完遂できた症例だけを対象に解析を行えば、都合の悪いデータを捨てて評価してしまうという偏り（バイアス）を生む可能性がある。

被験者の割付（ランダム化）を行うデザインの研究においては、割り付けられた全被験者を主解析に含めるというITT（intention-to-treat）の原則がある。1998年に公布されたICHガイドライン「臨床試験のための統計的原則（ICH-E9）」[2)]では、このITTの原則をもとに、解析対象集団の定義にあたって以下の二つの概念を導入している。

### 2.2.1　最大の解析対象集団（FAS: Full Analysis Set）

ITTの原則に従い、研究に登録された全被験者を対象とする集団を表す。ただし、主要な登録基準を満たしていない場合（適格基準違反）、試験治療を一回も受けていない場合、ランダム化後のデータがない場合等は除外可能としている。解析対象外とする基準について事前に検討し、明記しておく必要がある。

### 2.2.2　研究実施計画書に適合した対象集団（PPS: Per Protocol Set）

プロトコル通りに治療を継続して受けることが可能であった集団を表す。つまり、FASからプロトコル違反のあった症例を除外した集団である。例えば、試験期間中に併用禁止薬の使用があった症例や必要な検査項目が揃っていない症例等が除外される。FASと同様に、事前に定義を明記しておく必要がある。

## 3 おわりに

統計解析計画書には、本章で記載した評価項目や解析対象集団の他にも、症例数の算出根拠を含めた、研究で用いられるすべての統計解析手法について記載が必要である。統計解析計画書の作成は、法やガイドラインの遵守のためではなく、臨床研究の水準を上げるためである。事前に立案しておくことで、結果として最小限の労力で研究が遂行可能となる。研究立案の際には、生物統計家に一度相談してみてほしい。


【参考文献】

1) 厚生労働省．臨床研究法施行規則
https://laws.e-gov.go.jp/law/430M60000100017
2) 厚生省医薬安全局審査管理課「臨床試験のための統計的原則(ICH E9)」．1998; 医薬審 第1047号
https://www.pmda.go.jp/files/000156112.pdf (参照 2018-08-11)
3) 丹後俊郎，ほか編．臨床試験ハンドブックーデザインと統計解析ー．朝倉書店，2006
4) 厚生労働省．臨床研究実施計画・研究概要公開システム
https://jrct.niph.go.jp/ (参照 2018-08-11)
5) 大学病院医療情報ネットワーク．臨床試験登録システム UMIN-CTR
https://www.umin.ac.jp/ctr/index-j.htm (参照 2018-08-11)
6) 厚生労働省医薬・生活衛生局医薬品審査管理課．「臨床試験の一般指針」の改正について．薬生薬審発 1223 題 5 号．
7) 国立保健医療科学院．臨床研究情報ポータルサイト
https://rctportal.niph.go.jp/ (参照 2018-08-11)
8) 日本医薬情報センター JAPIC
https://database.japic.or.jp/is/top/index.jsp (参照 2018-08-11)

# 36 症例検討会

キーワード 盲検下レビュー、記録

**重要ポイント**

1. 症例検討会の前に、予定されているデータの品質管理がすべて完了し、データが変更できない状態であることを確認する。
2. あらかじめ研究計画書で規定した手順からの逸脱、及び必要に応じ研究計画作成時に想定していなかったが検討すべきものを抽出し、取り扱いを検討するのに必要な資料を作成する。必要に応じて同時に盲検下レビューを行う準備をする。
3. 可能な限り、盲検下にて関係者が広く参加した状況で、科学的及び倫理的な判断の基で症例・データの取り扱いを決定する。
4. 症例検討会後は、議事録及び検討結果をまとめた記録を作成し保管する。

## 1 症例検討会の概要

### 1.1 本章内の用語の定義

症例の取り扱い：

集められたデータの症例単位での採否のことである。例えば、「被験者識別番号 01-05 は FAS（Full Analsis Set、最大の解析対象集団）では採用するが、PPS（Per Protocol Set、研究実施計画書に適合した対象集団）では採用しない」等、解析対象集団ごとに症例の取り扱いを決定する。

データの取り扱い：

集められたデータの個々の観察単位での採否のことである。例えば、「被験者識別番号 01-05 の Visit2 の γ -GT（γ -GTP）の値は採用しない」等。なお、データごとの採否決定はそれ自体がバイアスをかけている疑いを持たれるため、原則として行わないことが望ましい。

採否結果：

症例及びデータの取り扱いを決定した結果を記録した書類

症例検討会：

研究で得られたデータを実際に概覧しながら、採否結果を決定する会合

### 1.2 実施目的

研究によってデータを得た患者の集団について、計画時に想定していたも

のから乖離が起きることは、注意深く研究を実施したとしても生じうることである。その結果、設定したクリニカルクエスチョンに対する答えが歪んでしまう可能性があるため、収集したデータを取捨選択することを目的として実施する。

### 1.3 実施上の注意点

データを取捨選択することは同時にデータにバイアスをかけることになるため、公明正大に実施する必要がある。すなわち、盲検試験においてキーオープン後に症例検討会を実施することや、解析者や研究実施者が独断でデータの取捨選択を行うことは避けるべきである。可能な限り盲検下、もしくは関係者ができる限り割付を知りえない状況下にて、複数の関係者が関与し、公平な視点にて検討を行い、正しくその記録（議事録、覚書、メールの印刷等）を残すことが求められる。

## 2 症例検討会の準備

### 2.1 研究計画書作成時の対応

症例の取り扱い、及びデータの取り扱いについて、原則として事前に研究計画書に記載しておくべきである。しかし、作成段階では取り扱いを定めることができない事項、又は実施中の情報により取り扱いを見直さなければならない事項は、盲検下で検討を行い、症例及びデータの取り扱いを定める。

### 2.2 実施時期

研究の進捗が以下の状態となった時期に実施する。

- 予定していたすべての介入と観察が終了し、担当医師等の確認と、承認を得たデータを入手済みである
- 計画に基づき予定していたすべてのデータ品質管理業務が終了し、データが変更できない状態となっている（固定されている）
- 盲検試験においては、キーオープン前、非盲検試験においては、解析担当者が割付結果を知る前である
- 必要に応じ、解析計画書の固定等が済んでいる

なお、症例検討会を実施後にデータが変更された場合、採否結果を確定していたとしても、データ変更が採否結果に変更を及ぼさないか確認し、その記録を残す必要が生じる。

### 2.3　検討資料の作成

得られたデータを元に、検討資料を作成する。データを管理しているデータマネージャー、検討対象となりうる逸脱等を把握しているモニターの協業で作成することが多い。

検討資料の元とする資料としては、症例報告書から得られたデータから作成した症例一覧表、モニタリング報告書等が挙げられる。

検討資料の内訳として以下に一例を示すが、これより簡素な資料や採否案とすることも考えられる。

- 被験者の概要（スクリーニング症例数、各群の投与症例数等）
- スクリーニング脱落例、中止例等の詳細
- 逸脱の一覧：逸脱の種類ごとにまとめた表形式等が考えられる
  - 選択除外基準からの逸脱
  - 規定した介入方法からの逸脱（コンプライアンス不良等）
  - 規定した検査方法からの逸脱（時期、方法、未実施等）
  - その他検討を要する事例
- 症例の採否案（解析対象集団ごとの採否）
- データの採否案（上記逸脱に対応した値ごとの採否）

症例検討会の中で、予定した解析を固定する目的で実施するデータの評価と点検に相当する盲検下レビューを実施する場合は、その準備を行う。

## 3　症例検討会の実施

### 3.1　参加者及びその役割と注意点

以下に代表的な参加者を示すが、必ずしもすべての役割の参加者が求められるわけではないため、必要に応じ適宜選択する。

① 研究責任者：採否結果について最終的な責任を持つ。

② モニター：モニタリング記録を元に、必要に応じ逸脱等の検討すべき事項の詳細について説明する。

③ データマネージャー：データの管理者としてデータの詳細に関する説明を行う。また、検討結果を採否結果としてまとめ、採否結果をデータとして管理する。

④ 生物統計家：生物統計的な視点からバイアスが生じないよう助言を与えるとともに、検討に加わり採否に関する意見を述べる。また、盲検下レビューを行う場合はその中心的な役割を務める。

⑤ 研究の中心メンバー（調整委員会、事務局等）：逸脱が与える影響について助言するとともに、検討に加わり採否に関して意見を述べる。

## 4 症例検討会の記録及び結果の作成と事後処理

### 4.1 採否結果の作成と資料の保管

症例検討会の結果を元に、採否結果を作成する。

採否結果は検討資料の一部として作成した症例の採否案、データの採否案を適宜修正して作成すると効率が良い。採否結果が複雑となった場合は議事録等を元に読み合わせを実施することも考慮すると良い。

研究責任者の承認を得てその旨の記録（署名等）を残す。

### 4.2 採否結果の反映

採否結果を解析時に反映させるためにデータ化する必要がある場合には、任意の読み合わせの過程を経てデータを作成する。

採否結果と、すでに変更不可としているすべてのデータを含めてデータの最終的な固定を行う。

### 4.3 採否結果の再検討

採否結果を確定した後に以下の状態が生じた場合は、採否結果に変更を及ぼさないか確認する必要がある。

- データの変更
- データの採否に影響を与える新たな情報の入手　等

採否結果を再承認、又は変更して承認する際には、意思決定に関与した参加者に再度確認を得た記録（署名等）を作成することを勧める。その程度に応じて、症例検討会を再度開催することもあり得る。

【参考文献】

1) ICH-E9　臨床試験　臨床試験のための統計的原則

2) 日本製薬工業協会　医薬品評価委員会 臨床評価部会.「臨床試験のための統計的原則」に関する問題点の解説. 平成 11 年 3 月

# 37 データ固定

キーワード

・Last Patient-out（LPO）：研究の最後の患者が最終来院する時期
・Source Data Verification（SDV）：原資料の直接閲覧あるいは原資料との照合・検証
・データレビュー（データクリーニング）：チェックリスト等に基づくデータの確認作業のこと
・クエリ（Query）：疑義事項に対する医療機関への照会（問い合わせ）
・クエリクローズ（Query Close）：医療機関等からの回答に基づき疑義事項が解決すること
・コーディング（coding；コード化）：各種の辞書を用いてデータを集計可能な形式に標準化すること
・症例検討会：集積された症例を、実施計画書を基に統計解析上どのように取り扱うか検討し、総括的な決定をする検討会をいう。不完全症例の取り扱い、統計解析対象としての採否等を検討する会のこと

重要ポイント

1. 研究者も含めた関係者で研究の最後の患者の来院からデータ固定までの期日目標を立て、スケジュールを管理する。
2. 速やかなデータ固定のためには、実施医療機関へ協力依頼をする。
3. データ固定にあたり、事前に設定したデータに関する誤記や不整合（矛盾）等を排除し、データの品質が確保されていることを確認する。
4. 症例検討会での結果がデータに適切に反映されていることを確認する。
5. データ固定後の解除にあたっては慎重に検討する。

## 1 はじめに

研究の最後の患者の最終来院日（Last patient out：LPO）が終わるとすぐに統計解析（研究の結果がわかる）を行うことができると思っている研究者は多い。そのような研究者とデータマネージャー（DM：Data Manager）の間で次のような会話が交わされることがある。

**研究者**：これで、ようやく臨床試験が終わった！　さあ、結果はいかに。
DM：先生、統計解析部門にデータを渡すにはあと数週間かかります。
**研究者**：なぜそんなに時間がかかるのですか？　臨床試験が終わったのだから、さっさと解析部門にデータを渡してください。
DM：先生、私たちも先生のご希望に沿いたいのはやまやまなのですが、解析部門にデータを渡すにはいくつかのプロセスを踏む必要があるのです……。

なぜ、時間がかかるのか？ LPOからデータ固定までの数週間にいったい何が行われるのか？ 実はこの間には、「すべての症例報告書（Case Report Form：CRF）の作成」⇒「モニターによるSource Data Verification（SDV）の実施」⇒「すべてのCRFの回収」⇒「データ入力（Electronic Data Capture〔EDC〕の場合は不要）」⇒「データレビュー」⇒「クエリ対応」⇒「症例固定」⇒「症例検討会」⇒「データ固定（データベース固定ともいう）」が行われる。

本章では、このうちの「症例固定」と「データ固定」について説明する。なお、中間解析や学会発表等、当該臨床研究の情報を外部に公表する場合もデータ固定を行う必要がある。公表した結果を再現できるように固定データを保管することはデータの追跡可能性の確保という観点からも重要である。具体的なデータ保管の方法については「データ固定」の中で述べる。

また本章は、専任のデータマネージャーによる業務を想定して記載している部分が多いが、研究者がデータ管理者として当該業務を行う場合もデータセンターをデータ管理者と読み替え、研究の目的や準備できるリソース等のバランスを考え、当該研究としてどこまで実施するかをデータ管理者として検討するための参考として少しでもお役に立てればと思う。

## 2 症例固定

「症例固定」は症例ごとに行われ、個々の症例に関して以下の条件を満たしている状態を指す。

① モニターによるSDVが完了している（SDV実施時）。
② データセンターによるデータレビュー（データクリーニング）が完了している。
③ すべてのクエリ（問い合わせ事項）に対して回答がなされ、問題がない（クエリクローズ）。
④ CRFに研究責任者の署名がされている。

なぜ、上記の条件が必要となるのか。

① CRFにて報告されたデータと原資料（カルテ等）に記載されているデー

タが一致しているかを確認する。原資料と不一致があると結果に影響を及ぼす可能性があるため、重要なプロセスとなる。

② データに関する誤記や不整合（矛盾）等を排除し、データの品質を高めるために作成されたチェックリスト等に基づき、CRFに記載されたデータを確認する。確認の結果、疑義事項が生じた場合は医療機関等に問い合わせを行う（クエリ発行）。

③ CRFに記載されたデータに誤記や不整合（矛盾）がない。すべてのクエリがクローズ（解決）され、疑義事項が解決する。データに関する誤記や不整合（矛盾）等を排除することは、データの品質を確保するという側面からも重要なプロセスとなる。

④ データセンターに提出されたCRFに記載されたデータを研究責任者が確認したことを証明した記録になる。

## 3 データ固定（Database lock）

「データ固定」とは、あらかじめ実施計画書において収集しようと考えていたすべての臨床試験データが間違いなく収集されており、試験におけるすべての症例のデータに対して、入力が完了し、データセンターからの問い合わせ（クエリ）が解決（クローズ）となり、研究責任者が今後データに修正がないことを確認した時点で、これ以降はデータベースの変更が行われないことを宣言することである（EDCの場合は、電子署名した時点でデータベース上にある全症例データが修正できない状態［固定；ロック］に移行される）。

データ固定は、調整医師（研究代表者）からの依頼に基づき、通常、データセンターが行う（データセンターを利用していない場合は、データ管理を行う担当者）。その際、下記の点が完了していることが前提となる。

① すべての症例データの収集が完了

② すべての症例の症例固定が完了

③ 検査結果等の外部データとの整合性チェックが完了（必要な場合）

④ コーディングが完了（有害事象、併用薬、合併症 / 既往歴　等）

⑤ 症例検討会での結果の反映が完了

⑥ すべての症例への署名（EDCの場合は、電子署名）

データ固定後は、症例データの入力や変更が禁止されると同時に、それらに付随するコメントの追加や有害事象・薬剤情報のコーディング等の情報の変更も禁止される。また、統計解析への準備が完了したと判断され、統計解析担当者へのデータ提供が実施される。二重盲検比較試験ではデータ固定後に薬剤コード等の開鍵（key break/open）が行われる。

固定データの保管方法には、DVD 等の外部メディアに読み取り専用として記録する。EDC の場合は、EDC 上に格納されている情報を誰も変更できないように情報へのアクセス権を有する全員のアクセス権を無効化する。その上で、EDC をクローズする。

データ固定は臨床試験における重要なマイルストーンであり、LPO からデータ固定までの期間は試験の効率化の指標（試験期間の短縮化あるいは遅延等）とされる。また、データ固定は報告書や論文作成の起点にもなる、とても重要なプロセスである。

データ固定後に監査や総括報告書の作成時にデータエラーが指摘される場合がある。エンドポイント（有効性）や重篤な有害事象の発生（安全性）等、試験の結果に影響を及ぼすようなエラー、言いかえると臨床試験の結果に基づき行われる意思決定（当該試験の試験物による治療が有効かどうか等）を覆すようなエラーでなければ、必ずしもデータベース固定解除を行う必要はない。データ固定解除を行うとデータ固定に基づき行われた解析等を再度実施する必要がある。データエラーが判明した場合はデータ固定解除の実施の有無にかかわらず、関係者で発見されたデータエラーについて検討した結果を残し、実際の対応を記録しておくことが非常に重要である。

## 4 まとめ

**研究者：** すぐに解析にデータが渡せないのはわかりました。仕方ありませんね。
でも、それにしても、もう少し時間を短縮できませんかね？

データマネージャーとしても、なるべくこの時間を短縮したいと常々考えている。では、どのようなことを行っていれば時間短縮につながるのか。

データ固定の作業を行う中で最も時間を要するのが、症例固定までの時間である。データ固定までの作業を効率的に行うには、症例の進捗状況（来院状況）に応じて、速やかなCRFの作成、回収はもちろんのこと、CRF作成後にモニターによるSDV、CRFチェックやクエリが発生すること、特にLPO付近の症例への対応がデータ固定の時期を大きく左右することを認識しておくことが重要である。

そのためには、研究代表者が中心となりスケジュール管理、関係者と設定した期日目標を共有しておく必要がある。特に、試験終盤にスケジュールに影響を与えるような有害事象の追跡調査や最終症例の中止等が発生する場合は、事前にデータセンターを含む関係者に連絡しておくことでデータ固定への影響を最小限にすることが可能となる。

最終症例以外の症例固定が着実に進んでいれば、LPOの時期がわかった段階で固定データを統計解析に渡せる時期はおのずと見えてくる。早く結果を知りたい研究であればあるほど研究スケジュールの管理が重要となる。

【参考文献】

1) 大橋靖雄，ほか．臨床試験データマネジメント―データ管理の役割と重要性―．医学書院，2004

2) 日本製薬工業協会・医薬品評価委員会．統計・DM部会．臨床試験データ・プロセッシングにおけるKAIZEN．2012

# 38 解析実施

キーワード 解析計画書、解析用データセット、解析プログラム、結果の検証、解析報告書

**重要ポイント**

1. 解析に適切なデータセット（解析用データセット）を作成する。
2. データ固定前のレビュー結果を解析計画書に反映させる。
3. 解析プログラムを準備する。
4. 結果の検証を行う。
5. 追加解析は解析計画書固定後の事後解析であることを認識する。

## 1 はじめに

統計解析担当者（以下、解析担当者という）及び検証担当者は手順書等に従い、以下を実施する。原則として、統計解析責任者（以下、解析責任者という）が解析担当者を兼任する場合、検証は解析責任者及び解析担当者以外の者が担当する。解析責任者と解析担当者が異なる場合、解析責任者は検証担当者を兼任できるものとする。

- 統計解析用データセット（以下、ADS［Analysis Data Set］という）の作成
- 統計解析の実施
- 統計解析報告書の作成
- ADS 及び統計解析結果の検証の実施
- 統計解析報告書の確認
- 検証記録の作成

## 2 ADS の準備

解析担当者は、下記のように ADS の準備を行う。

① 担当データマネージャー（以下、担当 DM［Data Manager］という）から最新版のデータベース構造定義書（あるいは、相当する文書）を受領し、その記録を行う。

② データベース構造定義書と統計解析計画書に従い、ADS 定義書を作成

し、保存する。

③ ADS定義書に従い、ADS作成プログラムを作成し、保存する。

④ テストデータ又は本解析用データを利用し、プログラムが適切に実行されたことを確認し、実施記録ファイルを保存する。

⑤ 解析担当者は、担当DMから固定したデータを受領し、その記録を行う。

⑥ ADS作成プログラムを用いて、ADSを作成し、実施記録ファイルと共に保存する。

⑦ 解析担当者による確認後、必要に応じて、「**8 第三者による品質確認**」に示す検証を実施する。

担当DMがADSをあらかじめ作成している場合にはこの限りではない。外部からデータを移管する場合、データセットや検証記録を確認し、保存する。

## 3 統計解析プログラムの準備

解析担当者は、最新版の統計解析計画書に基づき、統計解析プログラムを作成する。テストデータ又は本解析用データを利用し、プログラムが適切に実行されたことを確認し、実施記録ファイルを保存する。

## 4 データレビュー・盲検下レビュー

解析担当者は、データ固定前に、データレビューもしくは盲検下レビューを実施し、担当DMと情報共有する。ADSもしくは統計解析プログラムに修正が生じる場合は、2と3の手順に従い、実施する。

## 5 症例検討用資料の確認

解析担当者は、データ固定前に、担当DM（あるいは、適当な担当者）が作成した症例検討用資料を確認し、必要に応じて統計学的な観点からコメントを追記する。症例検討結果に応じて、2と3の手順に従い、ADSと統計解析プログラムを修正する。

## 6 解析の実施

データ固定後、解析担当者は、担当 DM からデータを受領し、その記録を行う。2 と 3 で作成したプログラムを実行し、解析結果を出力する。また、解析処理が適切に実行されたことを確認した上、実施記録ファイルを保存する。出力した解析結果に対し、解析担当者による確認後、必要に応じて「**8 第三者による品質確認**」に示す検証を実施する。

不適切な箇所がある場合、プログラムを修正後、2 と 3 の手順で再度確認する。

## 7 統計解析報告書

解析担当者は、「**6 解析の実施**」により実施された解析結果をもとに、統計学的な観点から十分に吟味し、統計解析報告書を作成する。「**8 第三者による品質確認**」に示す検証作業及び研究代表者等の承認後、解析報告書を固定し、保存する。

## 8 第三者による品質確認

解析担当者が統計解析報告書を作成後、検証担当者は統計解析成果物一式を受け取り、その記録を行う。

検証担当者は、実施した解析内容と統計解析計画書の不整合や、解析処理及び処理結果に不適切な箇所がないことを、マニュアルチェック・ダブルプログラミング・その他のいずれかの方法を実施した上、検証記録を作成し、解析担当者に報告する。不整合や不適切な箇所がある場合、解析担当者は原因を調査し、必要に応じてプログラムを修正し、2、3、6 と 7 の手順で再度解析を行い、問題が解消するまで繰り返す。

## 9 研究代表者等の承認

解析担当者は、「8 **第三者による品質確認**」終了後、作成した統計解析報告書と検証記録について研究代表者等の承認を得る。

## 10 追加解析

追加解析を行う場合、2、3、6～9の手順に従い、対応する。

## 11 依頼者への提出

解析責任者は、「9 **研究代表者等の承認**」終了後、統計解析報告書を依頼者に提出し、記録を保存する。

# 39 総括報告書

キーワード 総括報告書、CSR、医薬品、医療機器、臨床研究、特定臨床研究、jRCT

重要ポイント

1. 臨床研究はその成績を文書にまとめることで完了する。臨床研究の成績は通常、総括報告書及び（又は）投稿論文の形でまとめられる。
   本テキストは治験を除く医薬品及び医療機器（以下、医薬品等）の臨床研究の総括報告書を対象とし、作成のためのポイント（規制要件）、目的、作成方針及び構成を概説する。
2. 臨床研究の総括報告書及びその概要は、すべての評価項目に係るデータの収集を行うための期間が終了してから原則 1 年以内に作成しなければならない。（臨床研究法施行規則第 24 条第 2 項関係）
3. 特定臨床研究を中止した場合であって、中止届書を提出し対象者の措置を終えた場合においては、中止した日又はすべての評価項目に係るデータの収集を行うための期間が終了した日のいずれか遅い日から原則 1 年以内に研究計画書につき一の総括報告書を提出しなければならない。（臨床研究法施行規則第 45 条関係）
4. 特定臨床研究を実施した研究責任医師は、当該特定臨床研究が終了した日から 5 年間、総括報告書を保存しなければならない。（臨床研究法施行規則第 53 条第 2 項関係）
5. 臨床研究では、総括報告書の概要を jRCT（Japan Registry of Clinical Trials）に記録することにより公表した日を当該臨床研究が終了した日となる。（「公開予定日」は、臨床研究法施行規則第 24 条第 5 項に規定する総括報告書の概要、研究計画書、統計解析計画書の公開が可能な予定日）（臨床研究法施行規則第 24 条第 1 項関係）
6. 世界保健機関が公表を求める事項のうち、実施計画に記載されている事項以外の事項は、総括報告書の概要の提出時に、jRCT に記録することにより、当該事項を公表する必要がある。（臨床研究法施行規則第 24 条第 1 項関係）
7. 総括報告書の概要は、jRCT における研究結果の概要を登録したものでも差し支えない。（臨床研究法施行規則第 24 条第 4 項関係）
8. 厚生労働大臣への特定臨床研究の総括報告書の概要の提出は、終了届書（別紙様式第 1）による届書を提出して行う。（臨床研究法施行規則第 24 条第 5 項関係）

## 1 目的

治験を除く医薬品等の臨床研究（特定臨床研究及び特定臨床研究に該当しない臨床研究[1)]）の総括報告書を対象として、当該総括報告書作成のためのガイドを記載する。

## 2 総括報告書とは

総括報告書（Clinical Study Report: CSR）は、研究計画書に基づき実施した臨床研究の成績をまとめ、評価及び記録する文書である。また、総括報告書を作成する際には規制や規定に従い作成する必要がある。総括報告書は必要な項目を網羅し、正確な臨床研究の記録として事実を厳密にかつ詳細に記載し、読者にとって理解しやすい文書とする必要がある。

試験の正確性の担保には、研究データの品質管理を十分に行うとともに、品質の保証された最新の資料を揃えることが重要である。総括報告書を作成し、論文投稿する際には、総括報告書と論文の結果・考察に差異がないように留意する。

## 3 総括報告書の作成方針

臨床研究の位置付けにより、その総括報告書の構成、記載の程度、及び付録の内容を考慮する必要がある。いかなる臨床研究においても信頼性を担保し、再現性を確保する必要があるが、その程度は臨床研究の位置付けを考慮し判断することが望ましい。

例えば、ガイドライン作成のための臨床研究や多施設共同での検証を目的とした臨床研究では、総括報告書に詳細を記載すると同時に解析計画書や個々の反応データも付録とし、再現性可能な品質を担保する必要がある。他方、単施設で探索的に実施する臨床研究における総括報告書の記載・付録は品質管理を十分に行う必要はあるが、一般的に前述の臨床研究と同程度の記載や付録物をもって信頼性を必須とするものではない。

また、総括報告書は、臨床研究法、関連する倫理指針・ガイダンス[2, 3]に従い、研究計画書及び解析報告書を基に作成する。総括報告書の付録として、臨床研究が適切に実施され、再現に必要な資料を添付する必要がある。投稿論文等での臨床研究の結果公表の際には、総括報告書及び付録が論文等作成の根拠資料となるように資料作成及び保管が必要である。

なお、先進医療の総括報告書を作成する場合は、規定の報告様式「先進医療に係る定期・総括報告書　別紙7様式第1号」を用いる必要がある[4]。

他の治験を除く医薬品等の臨床研究の総括報告書作成においては、「治験の総括報告書の構成と内容に関するガイドライン」「「医療機器の臨床試験の実施の基準に関する省令」のガイダンスについて」又は「ISO14155:2011（Clinical investigation of medical devices for human subjects - Good clinical practice）」[5-8] を参照することが可能である。また、臨床研究の総括報告書作成に関連する国内外の規定・基準は、臨床研究の種類に応じて対応が必要である[9-14]。

## 4 総括報告書の構成

「治験の総括報告書の構成と内容に関するガイドライン」「ISO14155:2011 付属書 D」及び「先進医療に係る定期・総括報告書　別紙 7 様式第 1 号」を参考に以下に総括報告書の構成の目安を記載するが、臨床研究の種類・内容によって記載の構成・付録物を考慮する必要がある。総括報告書を適切に作成するために「治験の総括報告書の構成と内容に関するガイドライン」での構成詳細（項目）を用いることは可能であるが、何を記載するかは研究者が適宜変更して良い。

1. 標題
2. 概要
3. 目次
4. 略号及び用語の定義一覧
5. 倫理
6. 研究責任医師等及び管理組織
7. 緒言
8. 実施目的
9. 実施計画
10. 対象患者
11. 有効性の評価（医療機器の場合は性能性の評価）
12. 安全性の評価
13. 考察と全般的結論
14. 引用文献の一覧表
15. 付録

なお、臨床研究法（臨床研究法施行規則第24条第2項関係）に従い、少なくとも以下の事項を含める必要がある。

（ア）臨床研究の対象者の背景情報（年齢、性別等）

（イ）臨床研究のデザインに応じた進行状況に関する情報（対象者数の推移等）

（ウ）疾病等の発生状況のまとめ

（エ）主要評価項目及び副次評価項目のデータ解析及び結果

総括報告書に添付する資料（付録）に明確に記載されている事項は、付録を参照することで、総括報告書本文の記載を簡略化することは可能である。

## 5 総括報告書作成上の留意点

以下の総括報告書各章の留意点を踏まえ、科学的な文章として、臨床研究の目的、方法、結果及びその医学・科学における意義について読み手に伝えられるように、最小限の文章で最大の効果を示すように記載する。

①**「標題」**：臨床研究が特定できる情報として、臨床研究の名称、臨床研究実施計画番号（jRCT番号等）、研究責任医師（多施設共同研究の場合は研究代表医師）、報告書作成日等を記載する。

②**「概要」**：臨床研究法で規定されている「総括報告書の概要」として本章を用いても良い。「総括報告書の概要」に記載すべき要件が規制当局より通知された場合は、その通知内容に従う。記載項目としては、目的、研究責任医師、診断及び主要な組入れ基準・除外基準、予定／実施症例数、臨床研究開始日、臨床研究終了日（中止日）、評価基準、統計手法、倫理基準の遵守、結果の一覧／要約、結論、報告書作成日等の臨床研究の概要を記載する。簡略的に総括報告書の作成が可能な研究では、「標題」及び「概要」のみで総括報告書とすることは可能である。

③**「目次」**：総括報告書が複数の章立てとなり、頁数が多い場合は「目次」を作成することが望ましい。

④**「略号及び用語の定義一覧」**：総括報告書に複数の略号又は用語が多数用いられている場合は、「略号及び用語の定義一覧」を作成することが望

ましい。

⑤ **「倫理」**：臨床研究の倫理的対応及び利益相反に関して記載する。
記載すべき事項は、倫理委員会による審査（委員会名、委員会における審査結果及び指示事項、承認年月日、等）、ヘルシンキ宣言及び人を対象とする生命科学・医学系研究に関する倫理指針、臨床研究法等の各種規制に基づく臨床研究の実施、被検者のプライバシー保護、インフォームド・コンセント等の取得である。また、本臨床研究をヘルシンキ宣言（人を対象とする医学研究の倫理原則）、各種規制及びそれらの関連通知等に従い実施したことを明記する。

⑥ **「研究責任医師等及び管理組織」**：複数の組織と役割者にて臨床研究を実施した場合は臨床研究実施の組織を記載する。

⑦ **「緒言」**：臨床研究の背景、根拠、対象疾患、治療法、期間、主要評価項目等についての記載、及び社会的状況や本臨床研究によって得られると考えられる医療的利益、今後の展望等について、「概要」の記載以外に追加記載が必要な事項があれば簡潔に記載する。

⑧ **「実施目的」**：実施計画及び研究計画書の臨床研究の目的を記載する。

⑨ **「実施計画」**：研究計画書及び解析計画書等での規定・記載を基に、臨床研究のデザイン、選択・除外基準、試験方法、解析方法等の詳細を記載する。研究計画書に変更等があった場合は変更内容・理由等も記載する。

⑩ **「対象患者」**：対象となる各患者について、解析計画書の規定に従い、年齢、性別、診断名、既往歴、用法等を明記する。また、臨床研究法又は研究計画書に適合していない状態（不適合）として、選択又は除外基準、実施方法、患者の管理又は患者の評価に関する重要な不適合を記述する。

⑪ **「有効性の評価」**：研究計画書及び解析計画書等での規定に従い、有効性の評価を記載する。なお、医療機器の場合は性能の評価（例えば診断機器における感度、特異度、正確度等）を記載する場合もある。

⑫ **「安全性の評価」**：研究計画書及び解析計画書等での規定に従い、安全性の評価を記載する。倫理委員会／規制当局へ報告した当該臨床研究の安全性情報は報告内容との整合性をもって作成する必要がある。

⑬ **「考察と全般的結論」**：総括報告書の総括として考察と結論をまとめる。「概要」の記載と整合するように記載する。

⑭ **「引用文献の一覧表」**：関連する文献の一覧表を記載する。引用文献は、バンクーバー規約で国際的に認められている基準、又は「Chemical Abstracts」に使われている方式に従って記載することが望ましい。

⑮ **「付録」**：研究計画書（変更を含む）、倫理委員会一覧、研究責任医師等の及び管理組織一覧を添付する。また、研究の種類・内容によって付録を追加する。臨床研究法に従い臨床研究を実施し総括報告書を作成した場合等は、研究責任医師（多施設共同研究の場合は研究代表医師）は陳述を行う必要がある。陳述書は総括報告書本文内への記載・署名で構わないが、別紙作成の場合は付録へ添付する。

## 6 総括報告書の保管

総括報告書の関連資料保管に関しては、原則、紙資料と電子ファイル（原則 PDF ファイル）を保管する。なお、監査、認定臨床研究審査委員会、規制当局による調査対応（特定臨床研究等の場合）を考慮し、総括報告書本文及び付録資料を同時に保管するとともに、作成経緯、承認の記録、関連資料等も同様に指定期間は保管を行うことを推奨する。


【参考文献】

1) 臨床研究法施行規則の施行等について．平成 30 年 2 月 28 日付．医政経発 0228 第 1 号・医政研発 0228 第 1 号厚生労働省医政局経済課長・研究開発振興課長通知
2) 文部科学省・厚生労働省・経済産業省．人を対象とする生命科学・医学系研究に関する倫理指針（令和 5 年 3 月 27 日）
3) 人を対象とする生命科学・医学系研究に関する倫理指針ガイダンス（令和 5 年 4 月 17 日）
4) 厚生労働大臣の定める先進医療及び施設基準の制定等に伴う実施上の留意事項及び先進医療に係る届出等の取扱いについて．令和 3 年 11 月 30 日(最終改正)．医政発 0304 第 2 号，薬生発 0304 第 2 号，保発 0304 第 16 号
5) ICH-E3　治験の総括報告書の構成と内容に関するガイドライン．平成 8 年 5 月 1 日付，薬審第 335 号・厚生省薬務局審査課長通知
6)「治験の総括報告書の構成と内容に関するガイドライン」に関する質疑応答集(Q&A)．平成 24 年 10 月 18 日付．審査管理課事務連絡
7)「「医療機器の臨床試験の実施の基準に関する省令」のガイダンスについて」の一部改正について．令和 2 年 8 月 31 日．薬生機審発 0831 第 12 号
8) ISO 14155:2011. Clinical investigation of medical devices for human subjects --

Good clinical practice.
https://www.iso.org/standard/45557.html
9) WHO. WHO Statement on Public Disclosure of Clinical Trial Results
https://www.who.int/news/item/09-04-2015-japan-primary-registries-network
10) 全国医学部長病院長会議．研究者主導臨床試験の実施にかかるガイドライン．平成 27 年 2 月 18 日
11) JCOG．主たる解析・最終解析と主要評価項目報告書・総括報告書．2018 年 9 月 20 日改訂
https://jcog.jp/assets/A_020_0010_25.pdf
12) 医学雑誌編集者国際会議(ICMJE)の統一投稿規定．2023
https://www.icmje.org/icmje-recommendations.pdf
13) CONSORT 声明．2010 年改訂．https://www.consort-statement.org/
(日本語訳：JAMA〈日本語版〉2002 年 6 月号，118-124)：ランダム化並行群間比較試験の報告書作成指針
14) 大橋靖雄，ほか(編)．臨床試験の進め方．南江堂，2006

【利用可能なサイト・ツール】

- 厚生労働省．臨床研究法について
https://www.mhlw.go.jp/stf/seisakunitsuite/bunya/0000163417.html
- 全国医学部長病院長会議．研究者主導臨床試験の実施にかかるガイドライン
https://www.ajmc.jp/pdf/guideline_01.pdf
- jRCT．認定臨床研究審査委員会申請・情報公開システム
https://jcrb.niph.go.jp/
- jRCT．臨床研究実施計画・研究概要公開システム
https://jrct.niph.go.jp/
- CONSORT 声明.
https://www.lifescience.co.jp/yk/jpt_online/consort/honyaku.pdf
- JCOG．主要評価項目報告書／総括報告書作成と研究終了手続き
https://jcog.jp/doctor/todo/ho/overview/
- PMDA．治験の総括報告書の構成と内容に関するガイドラインについて
https://www.pmda.go.jp/files/000156923.pdf
- PMDA．「「医療機器の臨床試験の実施の基準に関する省令」のガイダンスについて」の一部改正について
https://www.mhlw.go.jp/content/11120000/000665755.pdf
- 厚生労働省．先進医療に係る通知、届出書等の様式及びその記載要領等について
https://www.mhlw.go.jp/seisakunitsuite/bunya/kenkou_iryou/iryouhoken/sensiniryo/minaoshi/
- WHO. WHO Statement on Public Disclosure of Clinical Trial Results
https://www.who.int/news/item/09-04-2015-japan-primary-registries-network
- ICMJE．医学雑誌掲載のための学術研究の実施、報告、編集、および出版に関する勧告．2017 年 12 月改訂
https://www.honyakucenter.jp/assets/pdf/ICMJE_Recommendations_2017.pdf
- ICMJE．医学雑誌編集者国際委員会

# 40 終了報告

キーワード 終了報告書、公開データベース登録

重要ポイント
1. 研究を終了（あるいは中止）したときには、終了後３カ月以内に研究機関の長に終了報告をしなければならない。
2. 介入試験では、研究を終了したときには、公開データベースに登録しなければならない。
3. 終了報告書は、各施設の手順書に従って、必要な項目を記載する。

## 1 終了報告の必要性：倫理指針より

『人を対象とする生命科学・医学系研究に関する倫理指針』（以下、倫理指針）第6の6（1）に「研究責任者は、研究を終了（中止の場合を含む。以下同じ。）したときは、その旨及び研究結果の概要を文書又は電磁的方法により遅滞なく倫理審査委員会及び研究機関の長に報告しなければならない」と定められている[1]。「遅滞なく」とは研究終了後3カ月以内を目安としている。

研究計画書に記載した研究期間が終了しているにもかかわらず、終了報告を行わずに放置することは、この倫理指針に反している。また、研究期間が終了しているのに、変更申請を行わずに研究を継続することはなおさらである。

## 2 介入研究の場合

介入研究においては、研究実施に先立って、当該研究の概要をUMIN-CTR等の公開データベースに登録しなければならないが、研究を終了したときには、遅滞なく、当該研究の結果を公開データベースに登録しなければならない[2]。期待通りの結果が得られた場合のみでなく、期待する結果が得られなかった場合も登録する必要がある。これは、研究者にとって都合の良い結果だけが公開されるのを防ぎ、研究過程における透明性を確保するためである[3]。

## 3 終了報告書

整理番号：12345
西暦　2018年　4月　15日

研究終了（中止）報告書

●●大学医学部長　殿

研究責任者
所　属　耳鼻咽喉科・頭頸部外科
氏　名　山田　太郎

下記の研究を以下のとおり　☑終了、□中止　しましたので報告いたします。

記

| 研究課題名 | 慢性副鼻腔炎に対する薬剤Aの治療効果の検討 |
|---|---|
| 研究分担者 | 耳鼻咽喉科・頭頸部外科　田中　二郎<br>耳鼻咽喉科・頭頸部外科　佐藤　花子<br>附属病院　薬剤部　高橋　三郎 |
| 実績 | 実施例数：　80 例（予定例数：　100 例）<br>逸脱例数：　5 例 |
| 研究期間 | 西暦　2016年　4月　1日　～　西暦　2018年　3月　31日 |
| 研究結果の概要等（中止した場合、その理由も記載） | 有効性<br>薬剤Aはプラセボに対して、鼻閉に対する症状改善効果が有意に認められた。しかし鼻汁に対する症状改善効果は有意ではなかった。<br><br>安全性<br>薬剤A投与例　1例に有害事象（腹痛）を認めたが、当該薬との関連性は否定的であった。<br><br>倫理指針等遵守状況<br>研究計画書を元に、倫理指針を遵守して施行できた。<br><br>研究終了後の試料の取り扱い<br>研究計画書に従って、●●大学耳鼻咽喉科・頭頸部外科学教室で、研究終了後10年間保存する。<br><br>研究成果の公表（時期及び方法）<br>半年以内に、英文誌に投稿し公表する。<br><br>その他<br>特になし。 |

図 40-1　修了報告書（記載例）

終了報告書で報告すべき内容については、明確な規定はないが、以下の内容が含まれていることが望ましい。各研究機関や倫理審査委員会が定める規程や手順書にしたがって作成をする。終了報告書の記載例を図 40-1 に示す。

### 3.1 研究課題名

### 3.2 研究責任者、研究分担者の氏名

### 3.3 研究期間

### 3.4 研究実績

① 実施例数：予定症例数に対して実施した例数を記載する。

② 逸脱・除外例：逸脱や除外例があった場合にはその例数も記載する。

### 3.5 研究結果の概要

研究結果の詳細は総括報告書に記載すればよいので、終了報告書には簡潔に記載する。

① 研究で示された結果：当該研究で示された結果を簡潔に記載する。

② 安全性：研究施行中に発生した有害事象（特に重篤な有害事象）の有無を記載する。

③ 倫理指針等の遵守状況：倫理指針を遵守して研究が行われたかを記載する。

④ 研究終了後の試料の取り扱い：研究で取り扱った試料の保存場所、保存期間、保存方法を記載する。

⑤ 研究成果の公表：研究成果を公表する方法、時期を記載する。

### 3.6 中止の場合は、その理由

研究を中止する場合には、中止に至った理由を明記する。

【参考文献】

1）人を対象とする生命科学・医学系研究に関する倫理指針ガイダンス（令和５年４月17日）第６の６．pp62-63
2）人を対象とする生命科学・医学系研究に関する倫理指針ガイダンス（令和５年４月17日）第６の６．pp62-63
3）井村裕夫（監）．NIH 臨床研究の基本と実際（原書３版）．Part Ⅰ Chapter15 p195-206

# 41 臨床研究関連文書・資料の保管について

キーワード 保管の手順書

重要ポイント

1. 保管手順書の作成
2. 臨床研究関連文書・資料の保管の責任は研究責任者
3. 研究施設の長は臨床研究関連文書・資料の保管状況を監督する。

## 1 緒　言

人を対象とする生命科学・医学系研究に係る試料及び情報等が適正かつ円滑に保管されるように、各研究施設では臨床研究関連文書・資料の保管に関する手順書を作成しなくてはならない。その手順書で記載されるべき研究責任者及び研究施設の長が行わなければならない対応や責務は以下の通りである。

## 2 保管手順書の作成・改訂とその承認

① 各研究施設においては、臨床研究関連文書・資料の保管に関する手順書を作成しなくてはならないが、その内容は、倫理委員会の議を経て、研究施設の長の承認を得るものとする。

② 臨床研究関連文書・資料の保管に関する手順書を改訂する必要が生じた場合には、原則として、倫理委員会の議を経て、研究施設の長の承認を得るものとする。

## 3 研究者等の業務

① 研究者等は、情報等を正確なものとする（研究対象者が作成する記録等が正確に作成されたことを確認することを含む）。

② 研究者等は、情報等の修正を行う際には、修正履歴だけでなく、その理由も記録に残すように努める。

③ 研究者等は、情報等のうち、当該研究に係る個人情報については、利用目的の達成に必要な範囲内において、最新の内容（住所変更等）に保つように努める。

## 4 研究責任者の業務

① 研究責任者は、人体から取得された試料及び情報等を保管するときは、研究計画書にその方法を記載するとともに、研究者等が情報等を正確なものにするよう指導・管理し、人体から取得された試料及び情報等の漏えい、混交、盗難、紛失等が起こらないよう必要な管理を行う。

② 研究責任者は、人体から取得された試料及び情報等を適切に、かつ、研究結果の確認に資するよう整然と管理する。なお、情報等の保管は、情報等の名称、保管場所、研究対象者等から得られた同意の内容を把握できるようにしておく。

③ 研究責任者は、研究を終了ないし中止するときに、当該研究で用いた人体から取得された試料及び情報等の管理の状況を明らかにする資料を添えて、施設の長へ報告する。

④ 研究責任者は、情報等が規定された保存義務期間中に紛失又は廃棄されることがないように、また求めに応じて提示できるように、品質管理担当者を指名して補助させる等、必要な措置を講じる。

## 5 研究施設の長の責務

① 研究施設の長は、当該施設で実施する研究に係る人体から取得された試料及び情報等が適切に保管されるよう必要な監督を行う。なお、情報等の保管業務については、研究責任者に委任するが、安全管理等を含む文書による契約に基づき、他に委託することができる。

② 研究施設の長は、研究責任者から情報等の管理状況について報告を受け、保管対象となるもの及びその責任者、保管場所、保管方法等も考慮し、必要時には適切な指導をする。なお、情報等の保管が電子媒体等に記録されたデータの場合は、データを適切に保管するために、セ

キュリティシステムの保持、データのバックアップの実施等の他、データの真正性、保存性、見読性の保持等に留意する。

③ 研究施設の長は、人体から取得された試料及び情報等について、可能な限り長期間保管されるよう努め、人体から取得された試料は当該研究の結果の最終の公表について報告された日から5年、情報等は10年を経過した日までの期間、適切に保管されるよう必要な監督を行う。また、匿名化された試料・情報について、研究施設が対応表を保有する場合には、対応表の保管についても同様とする。なお、研究施設以外の機関に既存試料・情報の提供を行う場合も、提供を行った情報について可能な限り長期間保管されるよう努める。

④ 研究施設の長は、これらの情報等が規定された保存義務期間中に紛失又は廃棄されることがないように、また求めに応じて提示できるように必要な措置を講じる。

⑤ 研究施設の長は、人体から取得された試料及び情報等を廃棄する場合には、匿名化されるよう必要な監督を行う。

## 6 その他

人を対象とする生命科学・医学系研究に係る試料及び情報等の保管にあたっては、各研究施設の手順書を遵守する他、倫理指針をはじめとする関係法令・通達・ガイドライン並びに当該施設の規定等を遵守するものとする。

# 42 論文公表

キーワード 論文作成準備、構成、図表、共著者、査読

重要ポイント
1. 論文公表に関する責務
2. 論文の構成
3. 図表の作成
4. 共著者
5. 査読

## 1 論文公表に関する責務

臨床研究から得られた貴重なデータをもとに結果を導き出し、論文として公表することは、研究責任者の責務である。

医学論文は、研究成果を公表するだけではなく、多くのデータベースから検索可能となることにより、患者の治療を改善するために臨床上有益な情報を速やかに普及させることができる。そのため、論文の記述は情報を正確に伝えるものでなくてはならない。

また、研究に対する実行責任と説明責任として、利益相反を開示し、資金提供機関・提供者の役割を明らかにすることは、学術的、社会的、金銭的な面から、論文の内容に関する公正性を保証するために重要なことである[1-3]。

## 2 論文の作成準備

### 2.1 公表の手段

論文には、原著論文や総説があり、原著論文でも、主たる結果を報告する論文の他、研究デザイン論文やサブグループ解析、異なるアウトカムの結果等について複数の論文として公表されることもある。

### 2.2 論文の作成準備

論文の作成にあたっては、臨床試験の終了後に構成を一から考えるのではなく、プロトコル作成時から試験成績をどのようにまとめ、論文で使用する図や表をどのように作成するのかを関係者間で協議をすることが望ましい。

これにより、研究の目的に対して、収集可能な項目のうち結論を導くために重要なデータは何か、どのようなデータが必要で、不要であるかの取捨選択を検討できる[4-7]。

## 3 論文の作成

論文作成には、事実を正確で簡潔に記載する技能が必要となる。投稿規定に合わせ、統計手法を含めた図表を工夫して適切なデータの提示を行い、論理的な文章を書く力が求められる。その際、試験やデータの品質管理と品質の保証されたデータに基づいて記載されていること、読者に理解しやすい記載とすることが必要である[4-7]。ランダム化比較試験ではCONSORT声明が参考となる[8]。

### 3.1 論文の構成

多くの医学学術雑誌は、生物医学雑誌への統一投稿規定（https://www.honyakucenter.jp/usefulinfo/uniform_requirements2018/）に従って、本文に記載する内容や図表の形式等が記載されているため、論文作成の前に読んでおく必要がある。

論文は、医学や科学における意義を読み手に伝えるものであるため、字数等の制限のなかで最大限に表現しなくてはならない。

また、多くの論文の主要部分は、目的、方法、結果、考察の4部の構成であり、図表は基本的に結果で使用し、解釈は考察に記載する[3, 4, 9]。

### 3.2 図表の作成

図表については、どのような対象者が試験に参加したのかを示す患者背景の表、登録から解析に用いられるまでにどのような対象者が除外され、何人が解析の対象となったかを示す図を作成することが広く推奨されている。

これらを示した後に、試験成績をまとめたグラフや統計解析に必要な要約指標と解析結果を示す表を提示する。また、表やグラフだけを見た際にもその内容が理解できるように、グラフや表の説明文を丁寧に記載することも重要である[7]。

### 3.3 共著者

共著者は論文の作成に実質的に貢献し、少なくともその一部に責任を負う人物である。一般的には、構想及びデザイン、データ取得、データ分析又は解釈に貢献し、論文作成又は重要な知的内容にかかわる批判的校閲に関与し、原稿の最終承認を行う人物であり、研究のすべての面に対して説明責任を負うことへ同意した人物でなければ、共著者と認められない。

共著者として資格を満たさない場合は、謝辞に記載する[3, 6, 9)]。

### 3.4 AIの利用について

ICMJEの国際統一投稿規程が2023年に改訂され、AIについて以下のように追加された。

- AIを使用した場合には、どのように使用したかを論文とカバーレターに記載する
- AI生成技術は著者と認めない
- チャットボット（chatGPT等）は、正確性、完全性、信頼性に責任を持つことができないため、著者として記載すべきではない
- AIを使用した場合は著者が責任を持つ

## 4 査読

査読は、研究の質の向上、論文の質を保証するためのプロセスである。

論文が一次審査を通過すると、原稿は査読者に送られ、内容の新規性、有用性、信頼性、論文の体裁等が判定される[5)]。

## 5 さいごに

論文は、研究の報告書の側面もあるが、得られた結果とともに著者等の考えを論じる文章に基づく表現でもある。時間をかけて推敲を重ね、伝えたいことが明確になっていく過程は、芸術家が苦労しながら作品を創作する際に伴うような楽しさがあることも知っておいて損はないであろう。

【参考文献】

1) 内科系関連学会(日本内科学会，ほか)．医学系研究の利益相反(COI)に関する共通指針．2017
2) 日本医学会 利益相反委員会．医学研究のCOIマネージメントに関するガイドライン．2014
3) 山本康次郎．論文執筆時における研究者のモラルについて．日病薬誌　2013; 49: 1273-1276.
4) 中村好一．楽しい学会発表・論文執筆．医学書院，2017
5) 生物医学雑誌への統一投稿規定：生物医学研究論文の執筆および編集：International Committee of Medical Journal Editors: ICMJE 2010.
6) 臨床試験結果の医学雑誌における論文公表に関する共同指針：国際製薬団体連合会(IFPMA)，欧州製薬団体連合会(EFPIA)，日本製薬工業協会(JPMA)及び米国研究製薬工業協会(PhRMA)，2010.
7) 大橋靖雄ほか編．臨床試験の進め方．南江堂，2006
8) 津谷喜一郎ほか．CONSORT 2010 声明 ランダム化並行群間比較試験報告のための最新版ガイドライン．薬理と治療 2010; 38: 939-949.
9) 日本医学会　日本医学雑誌編集者会議．日本医学会医学雑誌編集ガイドライン．2015

【利用可能なサイト・ツール】

- 生物医学雑誌への統一投稿規定　https://www.honyakucenter.jp/usefulinfo/uniform-requirements2018/ (参照 2018-04-27)
- 臨床試験結果の医学雑誌における論文公表に関する共同指針　https://www.scj.go.jp/ja/member/iinkai/kenzensei/pdf/rinsyo-shiryo2201-2.pdf (参照 2018-04-27)
- Recommendations for the Conduct, Reporting, Editing, and Publication of Scholarly Work in Medical Journals (*Updated December 2017*)
  https://www.icmje.org (参照 2018-04-27)

10
COLUMN

## いわゆる「リアルワールドデータ」の活用と落とし穴

臨床研究の第一歩は、図に示すように「そこで何が起こっているか」「何が問題なのか」そして「何が問題と関連しているか」を知ることにある。臨床試験の役割はこのような「観察」の結果から有効と思われる介入を設定し、その効果を検証することである。

もし先行研究として、あるいは自身の研究として適切なコホート研究等の観察研究がなければ、なぜその研究を行うのか？　だけではなく、研究計画の対象患者の定義や介入治療の設定、アウトカム評価の設定も難しくなる。つまり観察研究は臨床試験の重要な基盤である。

最近このような観察研究（コホート研究やデータベース解析）で得られたデータをリアルワールドデータ、その解析からの結果をリアルワールドエビデンスと呼び、臨床試験に登録される患者が、研究デザインの特性から必ずしも現実の診療の患者を反映していないことから、現実の患者でのエビデンスと解釈されることがある。希少疾病を中心に患者を登録し、その経過を追った、いわゆるレジストリ研究を薬剤の承認や安全性の評価に使おうとする動きもある。

しかし診療録はもともと研究のために記載されたわけではなく、現実の診療のデータであればあるほどそこから何らかの因果関係を導き出すのは困難である。デザインされていない、計画されていないデータから薬剤の有効性を推定しようとするのは特殊な場合（難病、希少疾病等で

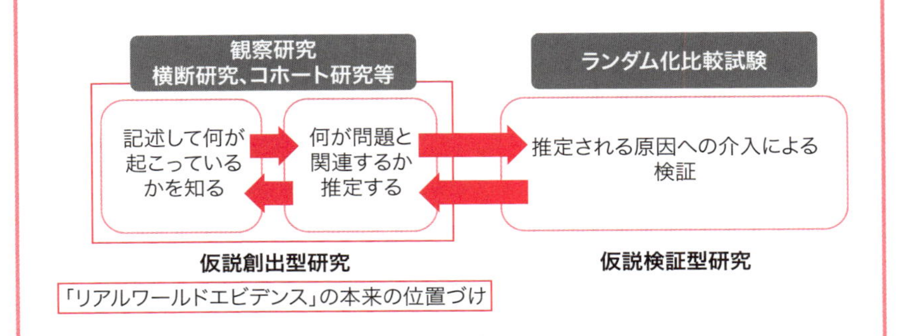

「リアルワールドエビデンス」の本来の位置づけ

予後に影響する因子が限られている場合等）以外難しく、様々なバイアスも報告されている。

またデータベースによってはアウトカム評価が間接的になってしまう場合も多い。結局リアルワールドデータの取り扱いの基本は記述であり、さらに因果関係の推定であると考えられる。ただし、臨床試験が組めないような、介入のしようがない変数（男女、年齢等）とアウトカムの関連については重要なツールであることは言うまでもない。

11
COLUMN

## すでに承認された薬剤を用いた臨床試験における用法用量

おそらく臨床医が計画する臨床試験ではすでに承認された薬剤を使用するものが多いと思われる。適応症内で承認用量を用いる研究であれば問題はないが、適応外あるいは承認用量外での臨床試験、特殊病態下の臨床試験では慎重に用法用量を決定する必要がある。

まず用量の妥当性、すなわちその用量で有効性があると推定される理由、安全であると考えられる理由を設定の根拠として示さなければならない。COVID-19の抗ウイルス治療薬候補については他のRNAウイルス感染症での効果（ただしアビガンについてはインフルエンザウイルスに関してタミフルに対しての非劣性は示されていない）とin vitroでの実験結果が根拠であるが、緊急時であることを考慮しても明確であるとは言えない。有効性のメカニズムを推定できる基礎的な検討や非臨床試験、臨床薬理試験、先行臨床研究から有効性及び安全性において、なぜその用量なのかというロジックを組み立てる必要がある。必要があれば用量設定試験や薬物動態薬力学試験を行った方が良い場合もある。添付文書及びインタビューフォームは言わばこれらの集積であり、適応症と承認された用法用量、併用注意、禁忌、代謝、排泄、薬物動態を確認することができる。できれば審査報告書をみて、適応症の用法用量がどのように、何を指標に決定されたか、患者の年齢や腎機能の低下、あるいは併用薬にAUCやCmaxがどの程度影響されるかを確認する。承認用量や併用薬の扱いについて米国の添付文書と必ずしも一致していないこともある。FDAの審査報告書も、特にClinical Pharmacologyのレビューは参考になる。おそらく適応外での試験で最も懸念されるのは安全性であろう。審査報告書はあくまで適応症となっている疾患に行われた臨床試験の結果しか見られないため、例えば長期の安全性に関しては同じような用量でのコホート研究等他の疾患での観察研究を参考にするしかない場合もある。治験の場合は治験薬概要書を作成するが、特定臨床研究でも簡潔なものを作成していた方が良い。

12
COLUMN

## 臨床試験研究計画作成と研究倫理

臨床研究は本来診療を良い方向に変えるために行われ、したがって被験者の保護とともに将来その結果が適用されるかもしれない患者の保護（結果の信頼性）が当然求められる。研究倫理はここに立脚するものであり、倫理的な研究とはあくまで科学的に妥当なものでなくてはならない。

倫理審査では被験者におけるリスクの推定とそれを最小化する方策とともに研究そのものの妥当性を含む背景、デザイン、解析等、研究全般に言及することは当然である。臨床研究の形は変わってきたが原則は同じであろう。

例えばジェンナーの種痘研究は「牛痘にかかった人は天然痘にかかりにくい」という観察が研究の出発点である。この場合は正しい観察だったとしてもしばしば寓話的な「発見」に基づいた研究も存在する。クリニカルクエスチョンは医療者の行う研究の基盤であるが、十分なブラッシュアップと先行研究の評価がなければ適切なリサーチクエスチョンは成立しない。

介入のプロトコル、患者の選択、アウトカムの評価といった臨床研究の骨格においても科学としての質と倫理とは切り離せない。例えば薬剤の用量設定についてこれが有効性の評価に適していること（将来の患者の保護）や当該用量での副作用のリスク（被験者の保護）等十分な根拠を示す必要があるし、アウトカム設定は本来真の有効性評価に資するものでなくてはならない（将来の患者の保護）。利益相反の管理が厳しくなっているが本来の利益相反の管理は結局いかに科学的に研究を行うかに集約される。

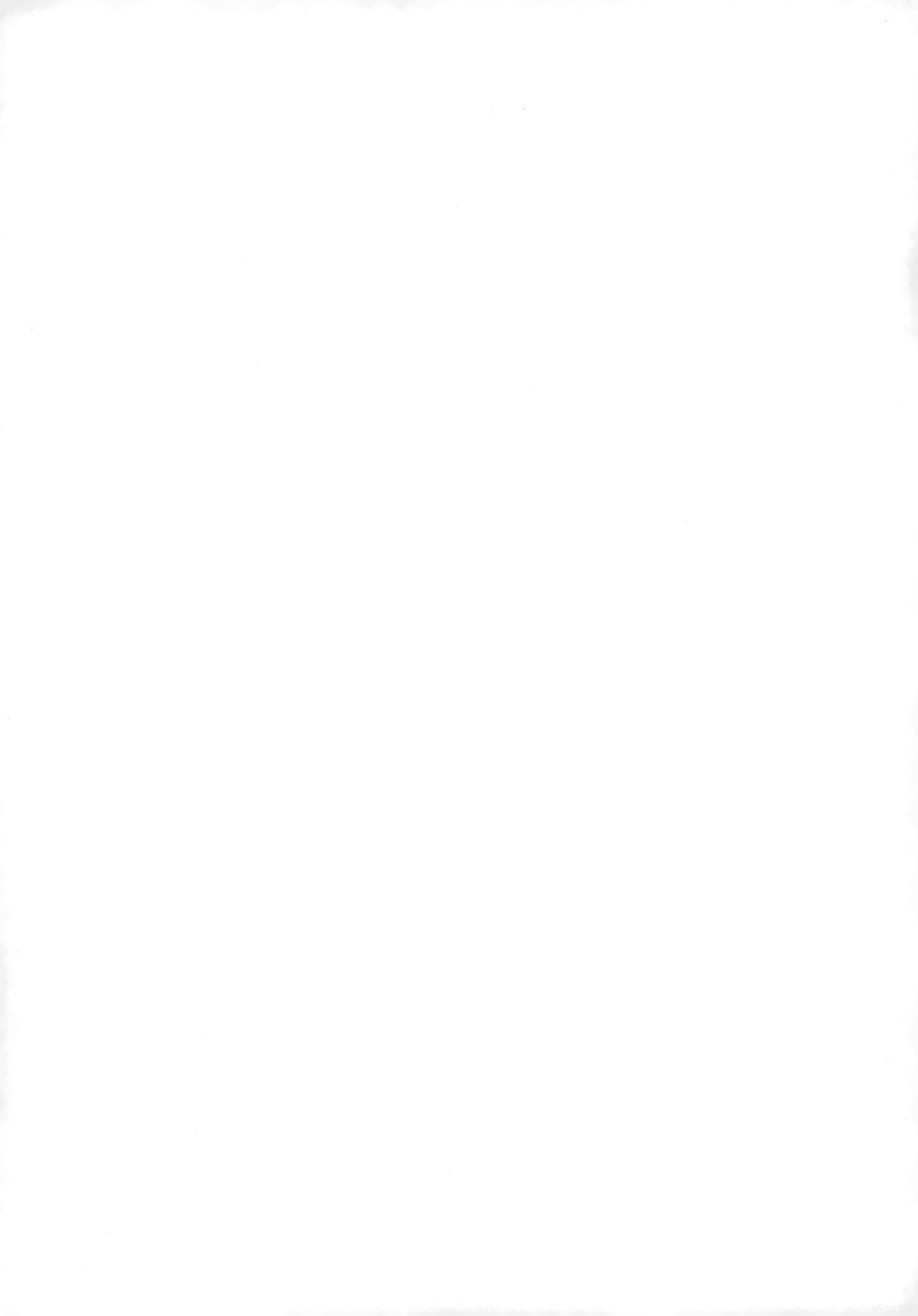

# 臨床研究の羅針盤　迷わないための実践ガイド

2025年3月10日　第1版第1刷©

編　著　植田真一郎　UEDA, Shinichiro
　　　　花岡英紀　　HANAOKA, Hideki
　　　　山口拓洋　　YAMAGUCHI, Takuhiro

発行者　宇山閑文

発行所　株式会社金芳堂
　　　　〒606-8425 京都市左京区鹿ヶ谷西寺ノ前町34番地
　　　　振替　01030-1-15605
　　　　電話　075-751-1111(代)
　　　　https://www.kinpodo-pub.co.jp/

組版　創栄図書印刷株式会社
装丁　瀧澤デザイン室
印刷・製本　モリメト印刷株式会社

落丁・乱丁本は直接小社へお送りください．お取替え致します．

Printed in Japan
ISBN978-4-7653-2029-0